JN173783

待合室のほん

セルフケアのための
歯磨剤ガイド

第2版

伊藤春生 監修
歯磨剤研究会 編

どの成分が何に効くの？

クインテッセンス出版株式会社　2016

Tokyo, Berlin, Chicago, London, Paris, Barcelona, Istanbul, Milano, São Paulo, Moscow, Prague, Warsaw,
Delhi, Bucharest, and Singapore

監修の言葉

　「セルフケアのための歯磨剤ガイド」が改訂され、第2版が5年ぶりに発刊される運びとなりました。この間、あらゆる面で人々の知的レベルの向上が指摘され、その背景には電子メディアの普及、そしてネット交流による一人ひとりの自分中心の情報空間を構成し、同類の仲間を集めて力を持つようになってきました。したがって、多様化したニーズに加えて、対立や歪みの原因が内在しているような気がします。平たく言えば、人は役に立つものを求め、役に立つか否かというものの見方しかできなくなってしまって、役立たなく見えても役に立つものに目が行かないように思います。

　このたびの改訂は、「無用の用」的思考に立脚した試みで、本書のモットーである「見て楽しく、読んでわかりやすい」を進化させること、そのためシンプル（平易で簡潔な記述）がベストを旨とし、目で見せる直感的理解を深めるために、マンガ的イラストや全体的にポップモードを意識し、その点で必ずや読者の皆さんのイメージアップに役立つものと期待できます。

　患者さんに歯磨剤のアドバイスをする際には、歯科医師の先生方や歯科衛生士の皆さんにご協力をお願いしなければなりません。従来どおりの本書の流れに沿った説明に、今回は新しく「歯ブラシの選び方」を加えました。歯磨剤が効くことへの実感的評価が得られやすくなると信じています。

　なお、余談になりますが、「老人施設は臭いのないところを選べ」といわれ、これは歯科医師の言葉ですが、オーラルケアがきちっとした施設には、肺炎の死亡率が少なく、発熱する人も少ないようです。また、「口を閉じて、命を大切にしなさい」は、高齢者とドライマウスに関し、口呼吸の問題を大きく取り上げたアメリカ人の言葉です。意味の奥深さを感じます。いずれにしろ、オーラルケアの大切さを理解いただいて、役に立つ歯磨剤の使い方を工夫されてはいかがでしょう。本書がその引き金になれば幸いです。

　以上、本書の発行には、歯磨剤研究会の先生をはじめ、平田幸夫先生（神奈川歯科大学学長）、角田　隆先生（同歯科医院院長）、塗々木和男先生（神奈川歯科大学短期大学部教授）にご助言をいただきました。深く御礼申し上げます。とりわけ、忘れてはならないのは、小林晋一郎先生（同歯科医院院長）です。本書の格子の作成、企画、立案と今回の改訂は、すべて先生によるもので、歯磨剤のメーカーさんとの関係に万般遺漏なきよう配慮をされました。しかし中立は思考停止ですので、中立を意図した先生ではありません。人やものの間に距離や空間をとることが、他者を受け入れやすく、調和をとることができるのです。本書は先生の力作によるものです。ご苦労様でした。また、編集部の小野克弘さんには種々気苦労をかけてしまい、心苦しく思っています。ありがとうございました。

　最後に、皆さんにとって身近な存在であるお茶にはカテキン：殺菌、フラボノイド：消臭、そして梅干にはクエン酸：静菌、唾液分泌促進（殺菌物質を含む）作用があります。オーラルケアの昔の知恵です。

2015年12月4日

伊藤　春生

本書の使い方

　この本は、歯科医院の待合室に置いて、患者さんがご自分でパラパラとめくり、「な〜るほど、そうなのか」と楽しみながら、ご自分に合った歯磨剤を選ぶ際、参考にしていただけることを願って、書かれたものです。

　また、歯科医師の先生方や歯科衛生士さんが、患者さんに歯磨剤のアドバイスをする際、本書の内容に沿って、簡単に流れを追いながら、適切な説明をしやすいようにも工夫されています。

　「見て楽しく、読んでわかりやすい」、これが本書のモットーです。ですから、一般の方々がわかりやすいように、なるべく記述は少なく、平易に、簡潔を旨として書かれています。また、直感的な理解を助けるために、ヴィジュアルを重視し、マンガ的なイラストも積極的に取り入れました。専門書のような厳密なものではありませんが、読者のイメージを大いに喚起してくれるものと、ひそかに自負しています。

　本書の使い方として、最初のページから熟読する必要はありません。

　まず目次を見る　⇒　日ごろ気になっている「項目」を読む　⇒　その前後を読む

　これだけでも十分です。記載されている物質名や事項には、参照するならこのページ、というガイドがふんだんに示されています。興味があれば、そのページをめくればよいのです。

　また、　索引を見る　というのも有効な使い方です。索引には、歯磨剤に関するさまざまな物質名や用語が、ひととおり網羅されています。辞書を引くように、気になる言葉があれば、そこから本文に戻ってお読みください。

　あるいは、商品の紹介（一部ですが）も掲載しましたので、そのページから始めるのもよいでしょう。商品についてのより詳しい説明などの問い合わせは、巻末のメーカー連絡先一覧を活用してください。

　本書は、これまでバラバラだった情報や、専門家向けの知識の羅列を一度シャッフルし、どなたにも気軽に読んで、役立たせていただくことを主眼としています。本書が、皆さんのオーラルケアのために、ひいては全身の健康維持や長寿に、ささやかでも寄与できるところがあれば、これに過ぎる喜びはありません。

　今回の改訂に当たり、本文の一部を加筆修正し、商品紹介ページでは新製品を中心に再構成し、イラストをやさしいタッチに一新しました。ひきつづき活用していただければ幸いです。

CONTENTS

▶ ニーズの多様化

　衣食住足りて、生活の質の向上へ──家電製品に代表される経済的な発展とともに、私たちの生活は豊かになり、ライフスタイルもさまざまに変化してきました。趣味や嗜好も細分化し、個人個人のニーズに合った商品が選択できる時代になりました。同時に、本格的な高齢化社会を迎え、これまで以上に、一般の人々の健康志向は高まり、全身はもちろんのこと、口の中への関心や清潔志向も強くなってきています。

▶ 製品の氾濫、消費者の困惑

　こうした社会的なニーズに、よりきめ細かく応えようと、さまざまな商品が開発・販売されています。それぞれに特徴があり、各社苦心のセールスポイントがあり、消費者にとって選択肢が多いということは良いことでしょう。しかし一方で、モノも情報も多すぎて、逆に選べない、何を基準に選んだらよいか分からない、という矛盾するような状況も生まれています。

▶ 専門家から見ても

　困惑は消費者に限りません。たとえば歯科医院で、患者さんから「私に一番合う、お勧めの歯磨剤は何でしょう？」というお尋ねに対して、専門家である歯科医師も、歯科衛生士も、即答するのはなかなか困難と思われます。各社から発売されているすべての商品に精通することは不可能で、一定のメーカー品や自身の体験をもとにした製品など、限られた範囲での選択肢にならざるを得ないでしょう。選択の基準についても、配合成分、使用感、ペーストやリンスなどの剤形、口の中の状況、むし歯や歯周病のリスクの程度、嗜好品、生活習慣、本人のモチベーションなど、じつにさまざまな要素を総合的に判断することは、至難の業といわざるを得ません。

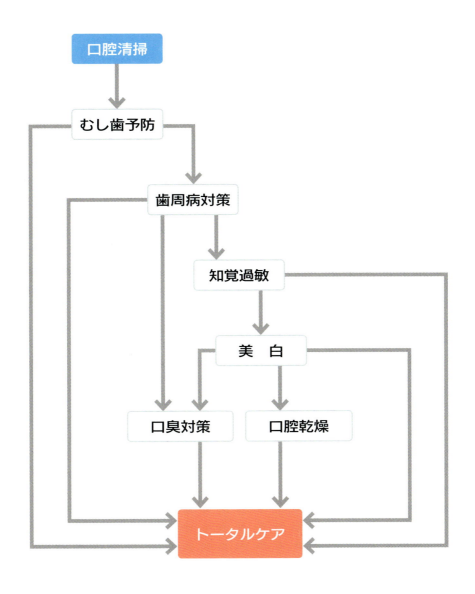

「口腔ケアへの意識の変遷」

　江戸時代の頃は、お洒落のひとつとして「歯磨剤」が使用されたようですが、近代では、むし歯予防の意識から発して、歯周病の概念導入に伴う疾病予防、知覚過敏への対策から、エチケットとしての口臭防止や美白、さらには口腔乾燥対策をも含む「トータルケア」として、一般の方々の意識に浸透してきたといえるでしょうか。

歯磨剤の歴史

▶ 古代エジプト

　歯磨剤の歴史は古く、文献的には古代エジプトの時代までさかのぼることができます。

　紀元前1550年頃のエジプトでは、歯磨粉として乳香、緑青、緑粘土などを用い、練歯磨としては、ビンロウ樹の実や緑粘土、蜜、火打ち石、緑青を混合したものを用いたとされます。

▶ 古代ギリシア

　紀元前5世紀頃、医学の祖ヒポクラテスは、歯磨剤として野ウサギの頭蓋骨を焼いた灰と、大理石などを細かく砕いたものを混和して用い、うがい薬のベースには白ブドウ酒を使用したそうです。

▶ ヨーロッパの著名人

　自家製の歯磨剤や歯磨粉は、実にさまざまだったようです。たとえば16世紀の劇作家シェークスピアは、口臭対策のために酢と水で口をすすぎ、乳香樹脂を噛み、ハッカや丁子（チョウジ）などの入った水を煎じた液で洗口していたといわれています。

　また、19世紀の印象派の画家ルノアールは、朝夕、塩水で口をすすぎ、木の小片で歯を清掃していたそうです（塩はかなり以前から歯磨剤として使われていたようです）。

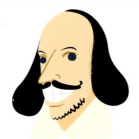
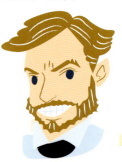

▶ 江戸時代

日本では、江戸時代以前は楊枝を噛んで歯磨の代用としていたようで、塩やカキの殻、サンゴなども使われていたようです。

日本の歯磨剤の元祖は、1625年（寛永2年）、丁字屋喜左衛門が製造・販売した「大明香薬砂」「丁字屋歯磨」という商品名の歯磨といわれています。当時の江戸っ子は、誰も彼もが歯磨を好んで使い、口臭予防にも努めたため、歯磨剤は数多く製造・販売され、江戸の名物としても人気だったようです。

▶ 明治時代

明治時代に入っても、日本の歯磨剤は、房州砂にハッカや丁子を入れた粉歯磨が主流でしたが、1888年（明治21年）、現在の資生堂から「福原衛生歯磨石鹸」が初の練歯磨として発売されました。その後、1893年（明治26年）に「鹿印煉歯磨」（現在の花王）、粉歯磨は1891年（明治24年）に「ダイヤモンド歯磨」（平尾賛平）、1893年（明治26年）に「象印歯磨」（安藤井筒堂）、1896年（明治29年）に「ライオン歯磨」（小林富次郎）などが発売されました。

▶ 大正時代

大正末期の1925年（大正14年）に、寿屋（現在のサントリー）から、初の半練の潤性歯磨剤「スモカ歯磨」が発売されました。

▶ 昭和〜現在

昭和期に入り、太平洋戦争のための一時製造中止などをはさみながら、とくに昭和30年代以降、歯磨剤は従来の研磨剤を主体としたものに、殺菌剤や消炎剤などを加え、さまざまな工夫を取り入れながら、今日の一大マーケットにまで発展してきたのです。

▶ **歯磨剤関係**

　時代や一般の人々の意識変化にあわせて、オーラルケア製品は現在とても多くの種類が製造・販売されています。

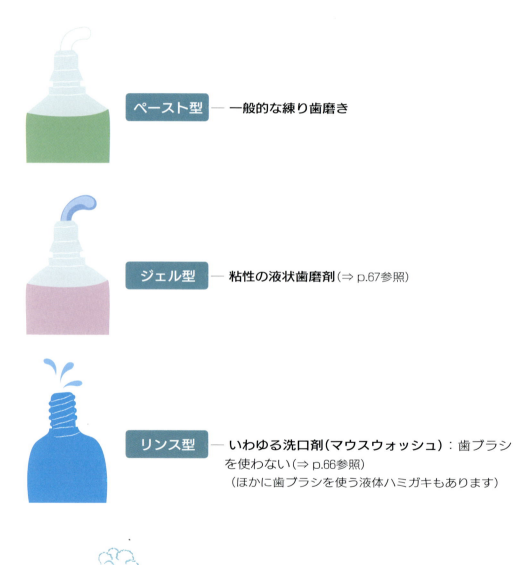

ペースト型 ― 一般的な練り歯磨き

ジェル型 ― 粘性の液状歯磨剤（⇒ p.67参照）

リンス型 ― いわゆる洗口剤（マウスウォッシュ）：歯ブラシを使わない（⇒ p.66参照）
（ほかに歯ブラシを使う液体ハミガキもあります）

フォーム型 ― 泡状の歯磨剤

▶ ブラッシング用品

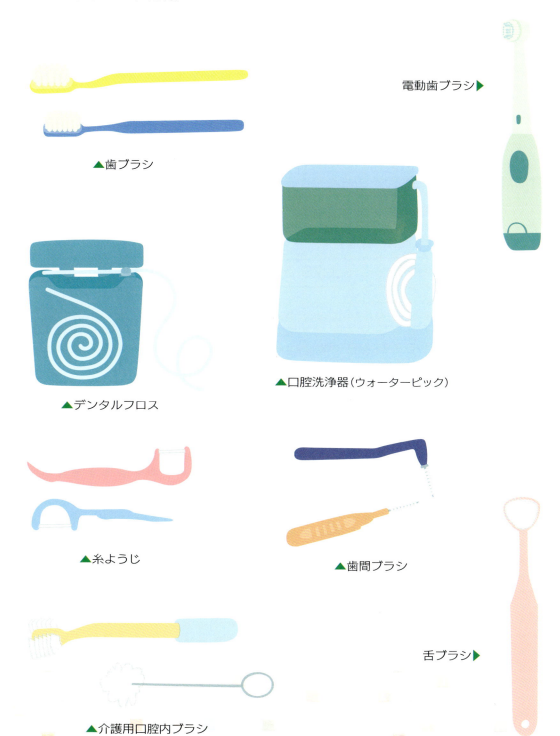

▲歯ブラシ

電動歯ブラシ▶

▲デンタルフロス

▲口腔洗浄器（ウォーターピック）

▲糸ようじ

▲歯間ブラシ

舌ブラシ▶

▲介護用口腔内ブラシ

▶ 数が多すぎて選べない？

　現在、私たちのまわりにはたくさんの歯磨剤があふれています。どれにしようか、と考えるとき、商品の種類も情報の量も、あまりにも多すぎて、選ぶのに困ってしまいます。

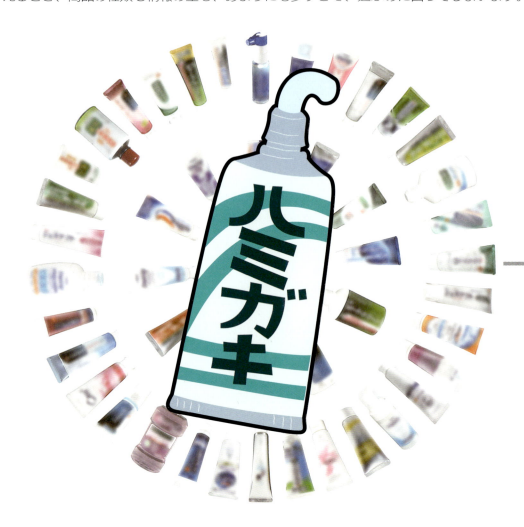

　日本歯磨工業会に所属しているメーカーは14社(日本歯磨工業会ホームページより2015年11月現在)、ここに属していないメーカーでも、歯磨剤を発売しています。しかも、ひとつのメーカーが何種類ものブランドを持ち、それぞれのブランドからまた複数の製品が発売されています。すべてをチェックすることはとても難しい状況です。また、名前によく使われる「デント」「デンタル」は「歯」という意味であり、ほかに「クリーン」「クリア」などもよくみられます。これらを組み合わせた名前も多く、ますますまぎらわしい状況になっています。

| 何を買う？ | → | ・メーカーの数が多すぎる。
・商品の数も多すぎる。
・「どこかで聞いた名前」も多すぎる。 |

⇒ひとつの商品にしぼれない！

| 何を「基準」に買う？ | → | ・テレビや新聞、雑誌などのCM？
・店頭で？
・誰かにすすめられて？
・歯科医院ですすめられて？
・味？
・含まれている薬の成分？
・なんとなく？ |

⇒知れば知るほど選べない！

| どこで買う？ | → | ・薬局、ドラッグストア
・量販店
・歯科医院
・ネット通販
・その他 |

⇒どれがベストかわからない！

年齢別内訳：20代（5人）　30代（5人）　40代（30人）

そこで、実際に歯科医院に通っている患者さんに、アンケート調査を行ってみました。

▶ **口腔ケアで気をつけていることは何ですか？（複数回答可）**
- ■ むし歯（31人）
- ■ 歯周病（26人）
- ■ 口臭（18人）
- ■ 歯の美白（10人）
- ■ 口腔乾燥（4人）。

▶ **歯磨剤を選ぶときの基準は？（複数回答可）**
- ■ 薬効成分（22人）
- ■ 爽快感（17人）
- ■ 味（9人）
- ■ 効能書（6人）
- ■ 他人からの推薦（3人）
- ■ その他（知名度2人、外観1人）

▶ **「薬効」について、どれくらい意識していますか？**
- ■ キャッチコピーを信じる（11人）
- ■ 何となく意識している（11人）
- ■ 製品の成分表を見て確認する（9人）
- ■ ほとんど意識しない（5人）

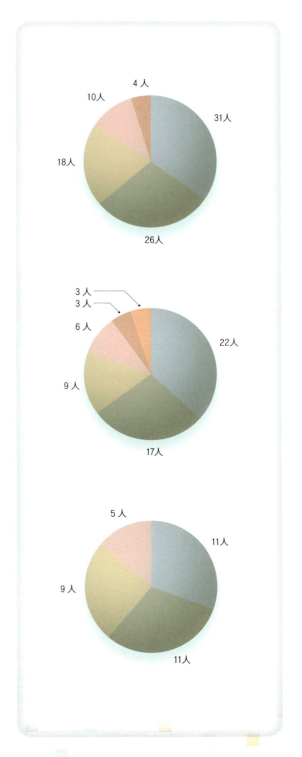

（協力：角田歯科医院）

▶ 現在使用している歯磨剤は？（具体名を挙げて：順不同）

GUM デンタルペースト／オーラ２／コンクールジェルコート F／アパガードリナメル／クリアクリーン／クリニカ／システマセンシティブ／GUM デンタルジェルセンシティブ／ルシェロ／ホワイトアンドホワイト／コンクールリペリオ／泡で磨く歯磨剤／ニュージーランド製歯磨剤／歯磨剤は使用しない

▶ 使用している歯磨剤のタイプは？
　（複数回答可）

- ■ ペースト（33人）
- ■ ジェル（5人）
- ■ リンス（1人）
- ■ その他（泡1人）

▶ どこで購入するか？

- ■ 薬局・ドラッグストア（33人）
- ■ 歯科医院（6人）
- ■ その他（ホームセンター1人、生協1人）

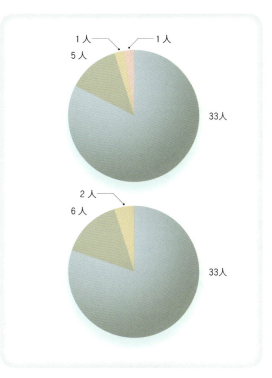

▶ 他に使ってみたい歯磨剤のアイディアや希望があれば、挙げてください。

- ・ホワイトニング効果が強いもの
- ・安価で、薬用成分配合で、味が良く、ジェルタイプのもの
- ・ミント以外のもの
- ・研磨剤の少ないもの
- ・効果が持続するもの

▶ 現状の歯磨剤に関して不満や不都合があれば、挙げてください。

- ・市販のものは泡立ちすぎる
- ・全体的に甘さを強く感じる

漢方はどうなの？

　いわゆる生薬（植物、動物、鉱物の薬）を主成分とした歯磨剤もあります。代表的な漢方薬は以下の３種類です。他に右ページのようなものもあります。

▶ オウゴン（黄芩）

・シソ科コガネバナの根を乾燥したもの。
・主成分はフラボノイド（植物性天然色素）
・効能として、消炎作用、抗菌作用、抗アレルギー作用ほか。

▶ オウバク（黄柏）

・ミカン科のキハダ（黄肌）の樹皮を乾燥したもの。
・主成分はベルベリン（アルカロイド）
・効能として、消炎作用、抗菌作用ほか。

▶ カンゾウ（甘草）

・マメ科のカンゾウの根を乾燥したもの。
・主成分はサポニン（グリチルリチン酸）、フラボノイド
・効能として、消炎作用、抗アレルギー作用ほか。

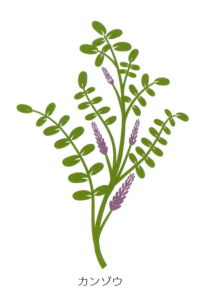

カンゾウ

▶ 漢方以外の生薬

ハーブ

薬草や香料になる草の総称です。

- カミツレ（カモミール）：［主成分］カマズレン、アズレン⇒消炎効果
- ミルラ：［主成分］樹脂酸、フェノール性樹脂⇒消炎効果

ほかにラタニアなども使われています。

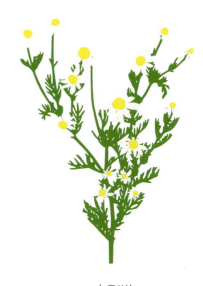

カミツレ

プロポリス

ミツバチの唾液と松や栗の樹液が混じってできる物質です。
［主成分］フラボノイド⇒抗菌効果、消炎効果

どこで買うの？

▶ 歯科医院でしか買えないもの

理由：

　メーカーによると、「歯科医院での指導のもとに使用することが望ましいので」との答え
が返ってきます。市販のものよりも、濃度の高い薬用成分が配合されていたり、より専門
的な目的のために使用されたりする商品もあります。代表的なものは以下のようです。

ライオン製品

- 「Check-Up」シリーズ
- 「Systema Dentalpaste α」
- 「システマ薬用歯間ジェル」
- 「システマ薬用デンタルリンス」
- 「システマセンシティブ softpaste」
- 「Brilliant more」

※「ライオン歯科材株式会社」の商品は原則として歯科医院で取扱い、「ライオン株式会社」
　の商品は市販品です。

サンスター製品

- 「バトラー デンタルケアペースト」
- 「バトラー デンタルリキッドジェル」
- 「ガム・デンタルジェル センシティブ」
- 「ニューソルト A」
- 「オーラツーホワイトキープペースト」
- 「バトラー CHX 洗口液」
- 「バトラー 口腔ケアシリーズ」　ほか

その他

- おもに流通の問題。歯科医院と業者との直接取引のため。

▶ 市販のもの

　左記以外の一般的な商品は、基本的に薬局、ドラッグストア、その他、量販店などで購入可能です。すべての商品が常備されているわけではなく、店によってバラつきがあります。また、低価格商品を重視する店、高価格商品を主体とする店、独自のイチオシ商品を展開する店などさまざまです。

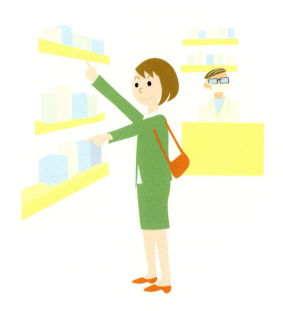

▶ ネット、通販専用のもの

　気軽に身近な情報が入手できるので便利です。ただし情報が多すぎて、かえって混乱することや、一方的な情報、不確実な情報も多く混じっている危険性があります。確実で十分な情報の吟味が必要と思われます。

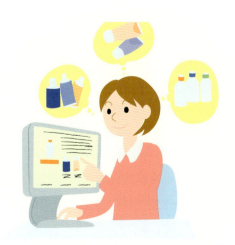

「使い心地」はもちろん大切です。でも、一生を通じて歯と歯ぐきの健康に役立つ歯磨剤、どうせなら「効果のあるもの」を使いたいものです。では、歯磨剤にはどのような成分が入っているのでしょうか？

歯磨剤の成分は、パッケージに明記されています。

成分全体は、歯磨剤を構成する 基本成分 と、薬物の効果を期待して配合された 薬用成分 に分けられます。

基本成分①は、基本機能成分、**基本成分②**は製剤化や使用性などのための成分とされています。たとえば、例を挙げると以下のようです。

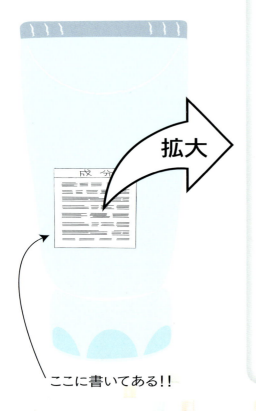

拡大

ここに書いてある！！

<成分>

有効成分…フッ化ナトリウム（フッ素）
　　　　　　イソプロピルメチルフェノール
　　　　　　塩化セチルピリジニウム
　　　　　　ポリリン酸ナトリウム

清掃剤…無水ケイ酸

湿潤剤…グリセリン
　　　　プロピレングリコール

香味剤…スペアミントタイプ
　　　　キシリトール

清涼剤…メントール

発泡剤…ラウリル硫酸ナトリウム

粘結剤…ポリアクリル酸ナトリウム
　　　　キサンタンガム

保存剤…パラベン

着色剤…酸化チタン

粘度調整剤…カルボキシメチルセルロース

清掃助剤…ゼオライト

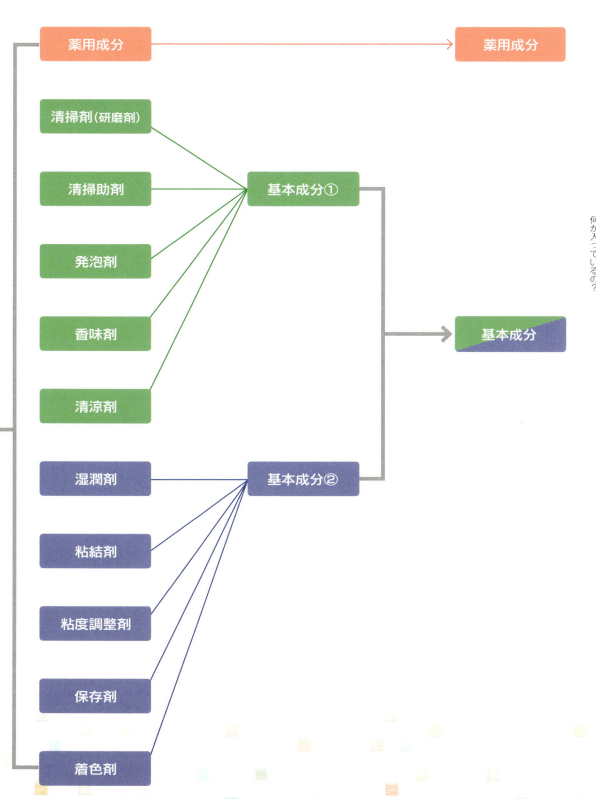

薬用成分 —————————————→ 薬用成分

清掃剤（研磨剤）
清掃助剤
発泡剤 ————→ 基本成分①
香味剤
清涼剤 ————→ 基本成分

湿潤剤
粘結剤
粘度調整剤 ————→ 基本成分②
保存剤
着色剤

何が効くの？

前ページの成分表をすこし詳しく解説しましょう。

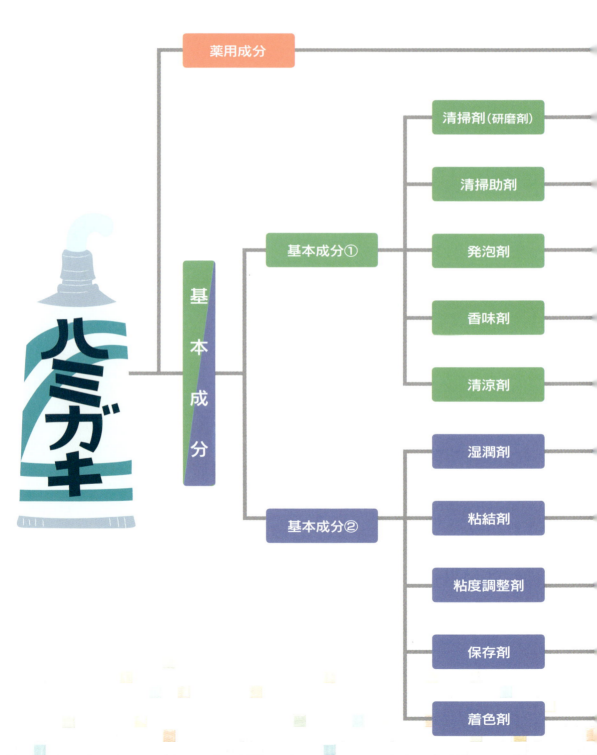

基本成分

薬用成分

基本成分①
- 清掃剤（研磨剤）
- 清掃助剤
- 発泡剤
- 香味剤
- 清涼剤

基本成分②
- 湿潤剤
- 粘結剤
- 粘度調整剤
- 保存剤
- 着色剤

（薬理作用が期待できるもの） ――――→ 薬として効果がある！

（歯垢やステインの除去）

（除去したステインの吸着など）

（口の中に歯磨剤を拡散させる） ――――→ 好みによりけり

（香味を調和させる）

（清涼感を出す）

（歯磨剤の乾燥防止）

（粉体と液体を結合させる） ――――→ 使用者はほとんど意識しない

（やわらかさを調節する）

（変質を防ぐ）

（歯磨剤の外観を整える）

成分表示について ―まぎらわしさの理由―

▶ 分類名について

　成分表の中には、「粘結剤」と「粘度調整剤」、「香味剤」と「清涼剤」など、まぎらわしい名前が出てきます。これらの名称は、厚生労働省の医薬品等のカテゴリー表示で、かなり細かく決められているようです。一方で、解釈に幅のある部分も残されていて、各メーカーで社内規定に基づき、独自の名称を付けていることもあるようです。

　「香味剤」に「ハーブ」、「清涼剤」に「メントール」と表記しているものについては、合成して作られた成分を「香味剤」の「香料」として表記し、単一の成分を「清涼剤」と表記して区別しているようです（ハーブとメントールについては⇒ p.40参照）。

　「保湿剤」と「湿潤剤」も、ほぼ同一として扱う場合、分けて表記している場合など、さまざまです（⇒ p.59参照）。

▶ 表示の順番について

　「○○剤」という表示の順番については、濃度の高い成分から表示、などの取り決めもあるようですが、実際には各メーカーごと、各製品ごとに相違があるようで、必ずしも統一されているとは思われません。たとえば、各製品の薬用（有効）成分が、どれもトップに表示されていれば、比較検討の際、少しわかりやすいのではないか、と思われますが、実際にはバラバラです。

▶ 内容について

　同じ成分名なのに、違う分類名となっているものがあります。これは、
①配合する目的が違うため
②配合する濃度が違うため
とされています。

　たとえば、塩化セチルピリジニウム（CPC）は、多くは「殺菌剤」として配合されていますが、低濃度で「保存剤」に分類されているものもあります。

　ポリエチレングリコール（PEG）は、基本成分の「湿潤剤」として配合されているものや、タバコのヤニなどを溶解する「薬用成分」に分類されているものがあります。

　ラウロイルサルコシンナトリウム（LSS）は、一般に「殺菌剤」として配合されていますが、低濃度では「発泡剤」として扱われています。

　メントールは一般に「香味剤」あるいは「清涼剤」の取り扱いですが、ℓ - メントールが「殺菌剤」として扱われるときには、「薬用成分」に入ります。

　また、同じ「薬用成分」でも、フッ化物を「歯質強化剤」ではなく、「殺菌剤」として配合している商品もあります。これは、頬粘膜などに滞留しているフッ化物に殺菌効果が期待できる、という解釈のようです。

　ちなみに、成分表には配合成分の濃度までは記載されていません。上記の物質については、成分表のどこに分類されているか確認するとよいでしょう。

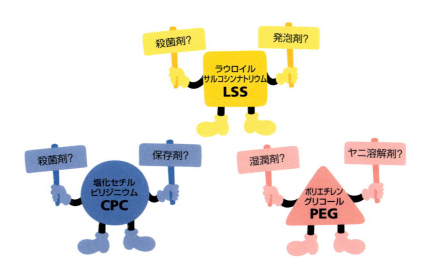

どんな薬用成分が入っているの？—薬用成分の全容—

薬用成分

- 殺菌剤
- 歯質強化剤
- 歯垢分解剤
- 消炎剤
- 血行促進剤
- 止血剤
- 収れん剤
- 細胞賦活剤
- 知覚鈍麻剤
- 象牙細管封鎖剤
- ステイン(色素)除去剤

原因となる細菌を殺す

耐酸性を向上させ、再石灰化を促進する

むし歯の原因となる歯垢を分解する

歯肉などの炎症症状をやわらげる

歯肉などの血行を良くして、健康な状態に近づける

出血しやすい状態を改善する

歯肉を引きしめる

歯肉などの細胞を元気にする

知覚過敏の神経を落ち着かせる

知覚過敏の部位をコーティングする

歯の表面の色素をはがす

殺菌剤は何のため？

▶ 菌の増殖を抑える

「むし歯」も「歯周病」も「細菌感染症」です。口の中には、数百種類もの菌が常に住みついています。菌をすべて殺すことは不可能ですが、薬剤によって殺菌すれば、少なくとも一定時間、菌の増殖を抑えられるため、「むし歯」や「歯周病」の予防に有効と考えられています。

むし歯の原因菌	ミュータンス菌

[*Streptococcus mutans*]

歯周病の原因菌	ジンジバリス菌ほか

Porphyromonas gingivalis（Pg 菌）
Tannerella forsythia（Tf 菌）
Treponema denticola（Td 菌）
Aggregatibacter actinomycetemcomitans（Aa 菌）

＜歯磨剤に配合される殺菌剤＞

イオン性	陽性界面活性剤	塩化セチルピリジニウム（CPC） 塩化ベンゼトニウム（BTC） 塩化ベンザルコニウム（BKC）
	ビグアナイド系（陽イオン化合物）	クロルヘキシジン（CHX）
	陰性界面活性剤	ラウロイルサルコシンナトリウム（LSS）
非イオン性	フェノール系	チモール* イソプロピルメチルフェノール（IPMP）* トリクロサン（TC）**
	ハロゲン化合物	ポビドンヨード（含嗽剤のみ）**

＊バイオフィルムに浸透（IPMP はチモールの異性体）
＊＊バイオフィルムにある程度浸透

▶ バイオフィルムとの関係

　歯垢（プラーク）1mgには1億個以上の細菌が存在するといわれています。

　むし歯や歯周病の原因となる細菌は、口の中のどこにでも存在するわけですが、口の中や唾液の中に浮かんでいるもの以上に、むしろバイオフィルム（⇒ p.32参照）と呼ばれる防御壁を作って、その中で増えつづけるもののほうが問題となります。

　殺菌剤には、バイオフィルムの中に浸透して、その内部の細菌を殺菌できるものと、バイオフィルムの中には浸透できず、もっぱら歯や歯肉の表面の細菌を殺菌するものとがあります（左ページの表参照）。

※ポビドンヨード（イソジン）は、殺菌剤としてうがいに使用されています。強力な殺菌力がありますが、歯磨剤関係には配合されていません。

　理由としては、

　　①薬用歯磨類に配合されることが承認されていないため

　　②色素沈着のリスクがあるため

　　③吐き出すとき、衣類などが汚れる可能性があるため

　　④ヨードアレルギーに配慮して

　などが考えられます。

※他に、歯磨剤に含まれる殺菌剤として、ヒノキチオール、シネオールなどもあります（製品の数は少数です）。

　　また、配合濃度にもよると思われますが、殺菌効果を謳ったものとして、ℓ‐メントール、フッ素などを表示している商品もあります。

バイオフィルムとは？

▶ その正体

　空気のきらいなさまざまな細菌（嫌気性菌）が歯の表面に集団で増えつづけたもの。内部の細菌にとっては、一種のバリア（防御壁）となり、外部からの薬物などをはね返し、安全を守ってくれます。そのため、ますます細菌が増えつづけるのです。

　さらに進むと、内部は他の種類の細菌も増殖を始め、それらが互いに連絡を取りながら、独自の環境を形成し、さまざまな病原性を生じるリスクが高まってきます。

　「増殖した細菌の集団」という点では、プラーク（歯垢）と同じものですが、バイオフィルムは、単なる細菌の集合体というよりも、さらに複雑な状態を表す新しい「概念」ともいえます。

バイオフィルム —————

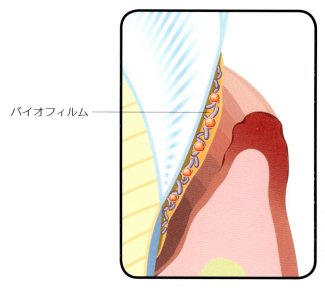

　バイオフィルムは歯の表面にきわめて強力にくっ付き（固着）、薬剤などによって溶けません。抗生物質などもその中に入れず、効果の期待できる殺菌などの薬剤はわずかしかありません。

▶ その悪影響

　バイオフィルムの内部で、細菌がリポ多糖体などの、いわゆる内毒素（エンドトキシン）を作り出し、歯周病を悪化させます。さらに、この内毒素は免疫反応を介して、全身に病気を引き起こす可能性もあります。

　歯周病は近年、さまざまな全身疾患との関連が指摘され、中でも心筋梗塞などの心臓・血管系の疾患や、糖尿病などへの影響が問題となっています。

▶ そのメカニズム

　歯周病菌が内毒素を放出すると、それを感知した体の防衛システム、すなわち免疫機能が発動します。血液中の白血球が、免疫反応の主役となります。白血球の中でもとくに、好中球、ナチュラルキラー（NK）細胞と呼ばれるリンパ球、Tリンパ球、Bリンパ球、さらにマクロファージ（大食細胞）などが活躍します。

　通常であれば、まず、パトロール役の好中球やマクロファージが、体内に侵入した細菌などの「敵」を発見して、直接襲いかかり、これを破壊します。同時に、マクロファージは、敵に関する情報を他のリンパ球に伝達します。この情報をもとに、NK細胞が細菌に襲いかかります。またTリンパ球は、サイトカインと呼ばれる物質を武器として産出し細菌を攻撃する一方、情報をもとにBリンパ球に指令を出します。指令を受けたBリンパ球は、倒すべき細菌だけを選択的に攻撃するミサイル、すなわち「抗体」と呼ばれるタンパク質を大量に製造するためのミサイル工場に変身します。ここから発射される爆発的な量のミサイル攻撃によって、細菌の軍団は集中砲火を浴び、撃破されて全滅します。こうして炎症という戦争は終結するのですが、同時に、戦場となった場所、すなわち炎症が生じた体の部分は、相当なダメージを受けることになります。

　バイオフィルムに強固に守られた細菌は、このミサイル攻撃がほとんど効きません。それどころか、本来、敵を倒す武器であるはずのサイトカインの一種、インターロイキン、腫瘍壊死因子などによって、周囲組織の破壊が進みます。さらにはインスリン抵抗性が増加して糖尿病の発現・増悪につながったり、全身疾患への影響が生じてくるのです。

▶ その対策

　バイオフィルム自体は、スケーリングなどによる機械的除去が最も重要で、確実な対策といえます。これを補助するかたちで、バイオフィルム内に浸透できる殺菌剤（イソプロピルメチルフェノール、チモールなど）を使うと効果的でしょう。

　進行した歯周病で、バイオフィルムの完全な除去が困難な場合も、これらの殺菌剤の使用は有用と考えられます。

歯磨剤は化粧品？ 医薬品？

歯磨剤には2種類あって、それぞれ効能（または効果）の範囲がすこし違います。

▶「歯磨き類」とは

⇒「化粧品」の扱い

効　能

・歯垢を除去する
・歯石の沈着を防ぐ
・むし歯を防ぐ
・歯のヤニ取り
・歯を白くする
・口中を浄化する

　このように基本的成分による物理的な作用が主体で、配合されている薬剤による薬理学的効能を謳うことができません。成分表示のところには、 薬用成分 が記載されていません。あくまでも清掃剤（研磨剤）などの成分が中心です。

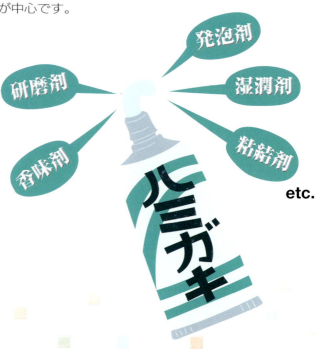

▶「薬用歯磨き類」とは

⇒「医薬部外品」の扱い

⇒「医薬部外品」の扱い

効　能

- 歯周炎の予防
- 歯肉炎の予防
- 歯石の沈着を防ぐ
- むし歯の発生および進行の予防
- 口臭の防止
- タバコのヤニの除去
- 歯垢の沈着の予防および除去
- 出血を防ぐ
- 歯がしみるのを防ぐ

化粧品と違い、薬用成分による薬理学的作用として、予防や症状改善などの期待できる効能を謳うことができます。成分表示のところには、 薬用成分 が記載されています。

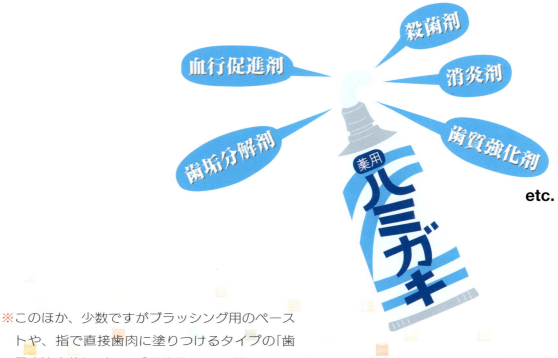

血行促進剤　殺菌剤　消炎剤　歯質強化剤　歯垢分解剤　薬用ハミガキ　etc.

※このほか、少数ですがブラッシング用のペーストや、指で直接歯肉に塗りつけるタイプの「歯周病治療薬」の中に、「医薬品」として認可されているものもあります。

万能の歯磨剤はないの？ ―すべての有効成分を含む歯磨剤が少ない理由―

　1本の歯磨剤で、あれもこれも予防できたらいいのにと、思うでしょうか。あらゆる成分を配合した歯磨剤が少ないのは、以下のような理由があります。

▶ 配合の問題

　薬用成分と基本成分には、いろいろな相性があります。あれとこれを一緒に入れたくても、成分同士の相性が悪ければ配合できないことになります。

▶ 必要性の問題

　ブラッシング良好で歯肉炎もほとんどないような若年者に、歯周病対策の成分は必要とも思われません。また知覚過敏の症状がないのに、そのための成分も必要ないでしょう。このように必要性の有無にもよります。

▶ 価格の問題

　配合剤の種類が増えると、一般的に価格も上がります。それなら、その人にとって本当に必要な成分にだけしぼって、価格もそれなりにリーズナブルに、という考え方が主流のようです。

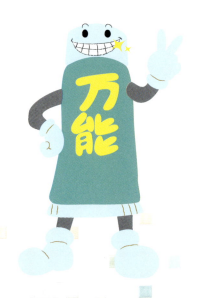

▶ もしあるとすれば

たとえば、以下のような組み合わせが考えられます。

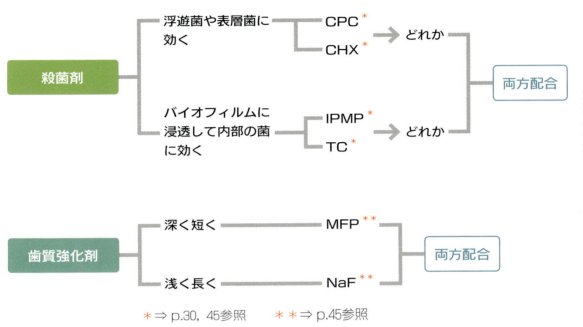

＊ ⇒ p.30, 45参照　　＊＊ ⇒ p.45参照

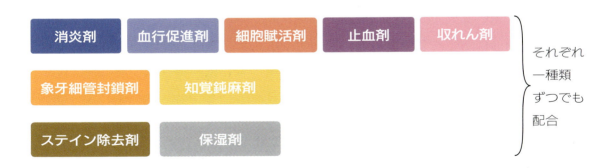

　このような組み合せで薬用成分が配合されていれば、とりあえずは今のところ最も広範囲の効果が期待できます。その成分が、その人にとって、本当にすべて必要かということは、また別の問題となります。

何が入っているの？

研磨剤

▶ **研磨剤の目的**

歯の表面を傷つけずに嗜好品のステインなど歯の表面の汚れを落とします。

「研磨剤」というと「歯の表面を削る」というイメージがあるため、最近は「清掃剤」と表記することも多いようです。

▶ **研磨剤の種類**

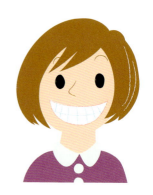

・リン酸水素カルシウム

・水酸化アルミニウム

・炭酸カルシウム

・無水ケイ酸

　「シリカ」と称している商品もあります。

＜研磨剤の粒子のタイプ＞

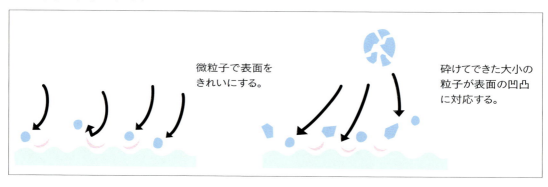

微粒子で表面をきれいにする。

砕けてできた大小の粒子が表面の凹凸に対応する。

（多くの研磨剤の粒子の直径は20μm以下）

・ゼオライト

　清掃助剤として、ステインの吸着目的で使用。

※ジェル型、リンス型の歯磨剤には、研磨剤（清掃剤）は含まれていません。

発泡剤

▶ 発泡剤の目的

　口の中で歯磨剤の拡散をよくして、すみずみまで行きわたらせる、同時に口の中の汚れの除去を助ける、などの効果があります。

▶ 発泡剤の種類

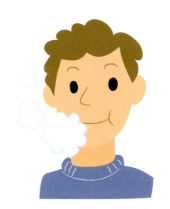

- ・ラウリル硫酸ナトリウム
- ・ショ糖脂肪酸エステル
- ・ラウロイルサルコシネート
  高濃度なら消炎剤として用いる。

☆あまり泡が出すぎると……

　発泡効果が強すぎると、すぐに口の中が泡だらけになって、短時間で歯磨きを終了してしまうことも多いようです。それでは十分ブラッシング効果が期待できないため、歯科医院では「歯磨剤をつけないでブラッシングするように」とすすめられる一因ともなっています。このため、現在ではあまり泡立たない「低発泡性」のものが配合されている歯磨剤も出ています（Check-Up シリーズなど）。

香味剤

▶ 香味剤の目的

爽快感や香りをつけて、歯磨剤を使いやすくします。

▶ 香味剤の種類

文字通り「香料」と「甘味料」が含まれます。

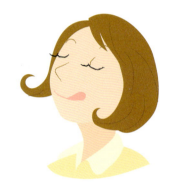

香　料

・ハーブ類
・ミント類
・メントール

　表記では上記のように分かれていますが、もともとハーブとは、香味料などに使用する草の総称で、その中にミントやジャスミン、ローズマリーなどが含まれます。このうちミントとはハッカのことで、その主成分がメントールです。ミントにはペパーミント、スペアミントなどがありますが、各メーカーで独自に混ぜ合わせて作ったものは、それぞれがオリジナルの名前が付けられているようです。

甘味料

・**サッカリン**―――――人工甘味料：砂糖の400倍の甘味
・**ステビアエキス**――人工甘味料：砂糖の300倍の甘味
・**キシリトール**―――天然甘味料：非う蝕誘発の代用糖

　ソルビトール＝ソルビットは、キシリトールと同じ糖アルコールですが、歯磨剤では主に湿潤剤として使用されているようです。

※なお、「矯味剤」「清涼剤」も「香味剤」とほとんど同じ意味で使われています。また、「使用感」は、歯磨剤を購入するとき、とても大切な要素のひとつです。ただ「使用感」はあくまで主観的なものでもあり、これだけで決めてしまうのも、もったいない。

その他の基本成分

▶ **湿潤剤**（⇒ p.59参照）

▶ **粘結剤**

目的：研磨剤と液体成分の分離防止、適度の粘性付与
種類：カルボキシメチルセルロース、アルギン酸ナトリウム、ポリビニルピロリドン、ポリアクリル酸ナトリウム、キサンタンガム、無水ケイ酸

▶ **粘度調整剤**

目的：粘性の調整
※ペースト型歯磨剤の場合、チューブの口径は規定で一律に決められています。ここから歯磨剤が出てくるとき、軟かすぎず、硬すぎず、不都合がないようにするための成分です（「粘結剤」と分けていないメーカーもあります）。

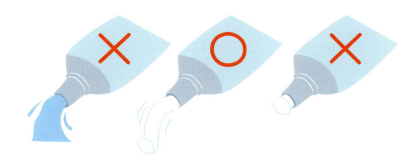

種類：カルボキシメチルセルロースナトリウム、無水ケイ酸、キサンタンガム、アルギン酸ナトリウム

▶ **保存剤**

目的：歯磨剤の変質防止（「防腐剤」ともいう）
種類：パラベン、安息香酸ナトリウム、塩化セチルピリジニウム（CPC ＝高濃度なら「殺菌剤」）

　以下に示すような対策のために、有効な成分は右ページのとおりです。具体的な成分名や、どれがどこに効くのか、p.44からイラストでお見せしましょう。

＜１＞「むし歯予防」のために

＜２＞「歯周病対策」のために

＜３＞「知覚過敏」のために

＜４＞「美白」のために

＜５＞「口臭対策」のために

＜６＞「口腔乾燥」のために

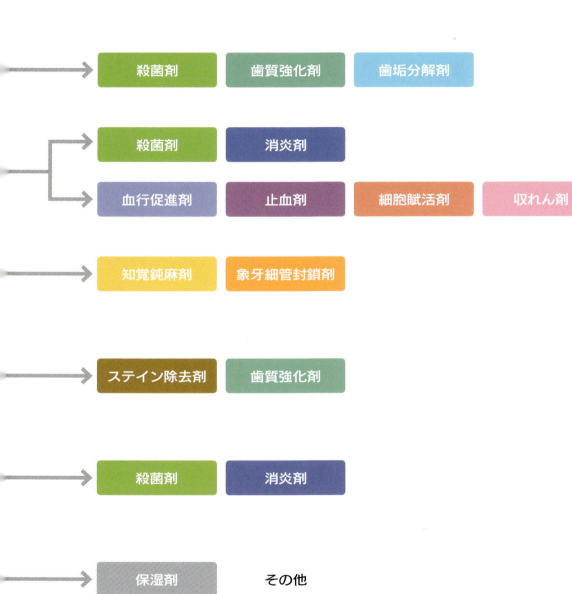

| 殺菌剤 | 歯質強化剤 | 歯垢分解剤 |

| 殺菌剤 | 消炎剤 |

| 血行促進剤 | 止血剤 | 細胞賦活剤 | 収れん剤 |

| 知覚鈍麻剤 | 象牙細管封鎖剤 |

| ステイン除去剤 | 歯質強化剤 |

| 殺菌剤 | 消炎剤 |

| 保湿剤 | その他 |

（⇒次ページからさらに詳しく！）

どの成分が何に効くの？

＜１＞「むし歯予防」のために

原因菌を殺し、荒れた歯の表面をふたたび正常に近い状態に戻してくれる薬剤を使います。

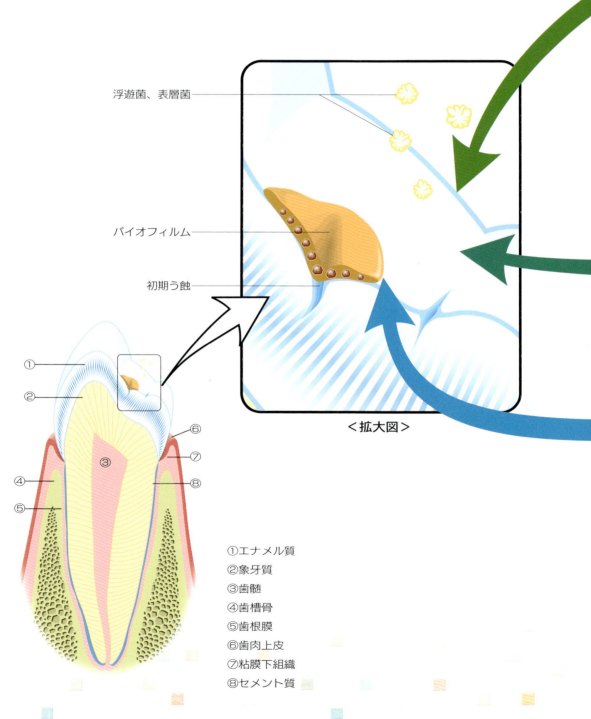

浮遊菌、表層菌

バイオフィルム

初期う蝕

＜拡大図＞

①エナメル質
②象牙質
③歯髄
④歯槽骨
⑤歯根膜
⑥歯肉上皮
⑦粘膜下組織
⑧セメント質

殺菌剤

＜浮遊菌や表層菌に＞……イオン性（⇒ p.30参照）

- **塩化セチルピリジニウム（CPC）** ┐
- **塩化ベンゼトニウム（BTC）** ┘ → 陽性界面活性剤
- **クロルヘキシジン（CHX）** ━━━━━→ ビグアナイド系

＜バイオフィルムの菌に＞……非イオン性（⇒ p.30参照）

- **チモール（IPMP の異性体）** ┐
- **イソプロピルメチルフェノール（IPMP）** ┤ → フェノール系
- **トリクロサン（TC）** ┘

歯質強化剤*　フッ素化合物（フッ化物）

- **フッ化ナトリウム（NaF）** → 即効性、表層に高い耐酸性
- **モノフルオロリン酸ナトリウム（MFP）** → 深部まで浸透して耐酸性層形成

歯垢分解剤

- **デキストラナーゼ** → 歯垢を形成するデキストランを分解する酵素

＊このほかに**還元パラチノース**が配合されていると、フッ素による歯の表面の再石灰化を促進するといわれています。

＊＊また、**薬用ハイドロキシアパタイト**も、再石灰化を促進するといわれています。

＜２＞「歯周病対策」のために──①殺菌と消炎

まず原因菌となる細菌に対する殺菌剤、そして過剰な炎症反応を抑える消炎剤が重要です。

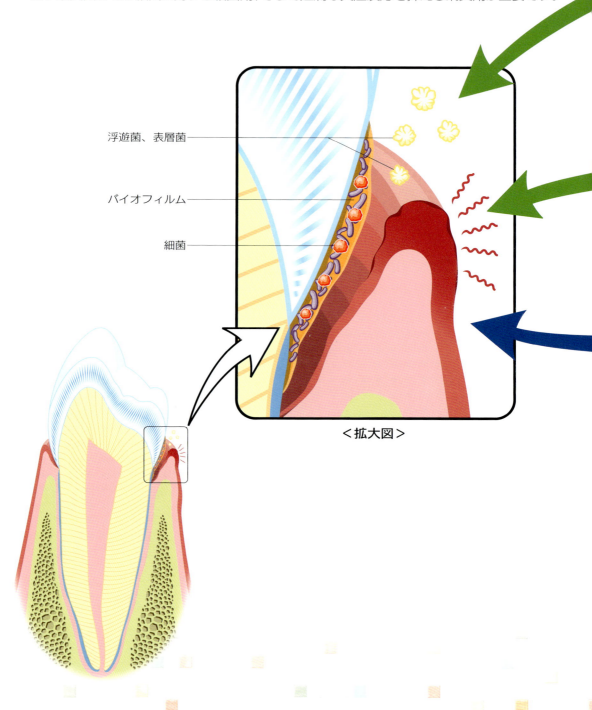

浮遊菌、表層菌

バイオフィルム

細菌

＜拡大図＞

殺菌剤 （浮遊菌、表層菌）

- 塩化セチルピリジニウム（CPC）
- 塩化ベンゼトニウム（BTC）
- クロルヘキシジン（CHX）
- ラウロイルサルコシンナトリウム（LSS）

（⇒ p.30参照）

殺菌剤 （バイオフィルム内の菌）

- チモール
- イソプロピルメチルフェノール（IPMP）
- トリクロサン（TC）

（⇒ p.30参照）

消炎剤

- β - グリチルレチン酸
- グリチルリチン酸 → 消炎、抗アレルギー、溶血阻止
- ε - アミノカプロン酸 → 消炎、抗プラスミン

- 塩化リゾチーム → 消炎酵素剤
- サリチル酸メチル → プロスタグランジン抑制
- シネオール → 消炎、抗菌

どの成分が何に効くの？

＜２＞「歯周病対策」のために──②歯肉の改善

歯肉の表面から吸収されて、炎症症状を改善する薬剤を用います。

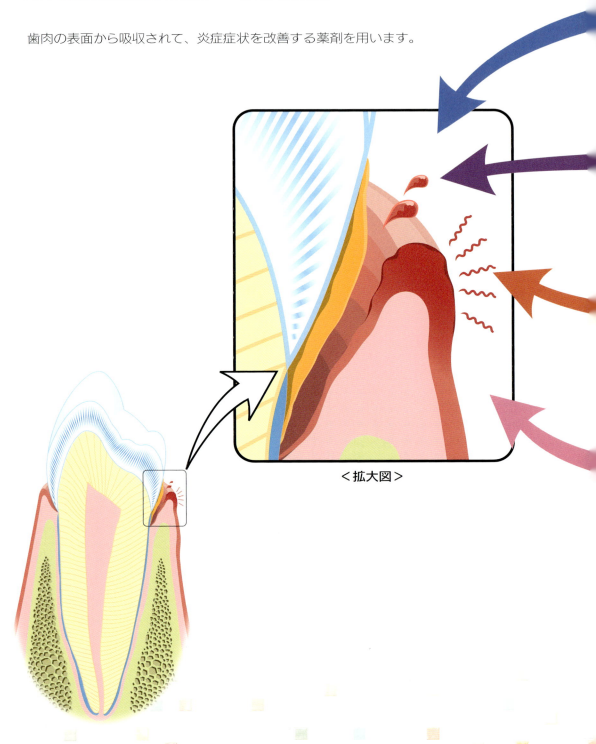

＜拡大図＞

血行促進剤

- **酢酸トコフェロール(ビタミンE)** ➡ 末梢循環の改善

止血剤

- **トラネキサム酸(TXA)** ➡ 消炎、抗プラスミン作用

細胞賦活剤

- **塩酸ピリドキシン(ビタミン B$_6$)** ➡ アミノ酸代謝に必須

収れん剤

- **アラントイン** ➡ 消炎効果、細胞の活性化
- **塩化ナトリウム(塩)** ➡ タンパク凝固

※他に、カテキン、ヒノキチオールなどもあります。

＜３＞「知覚過敏」のために

　歯の一部がえぐれたり、歯根の表面が一部露出すると、しみたり痛みを感じたりします。これをブロックする薬剤が用いられます。

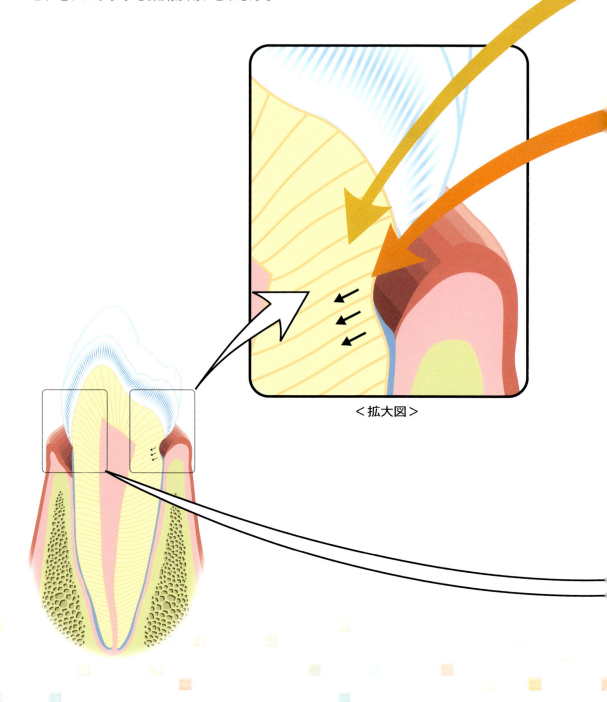

＜拡大図＞

知覚鈍麻剤

　露出した象牙質表面から、歯髄につながる神経の伝達をブロックすることによって、知覚鈍麻の効果が期待できます。

- **硝酸カリウム**

象牙細管封鎖剤

　神経伝達の入口である象牙細管の表面をブロックすることによって、外部からの刺激遮断効果を期待します。

- **乳酸アルミニウム**

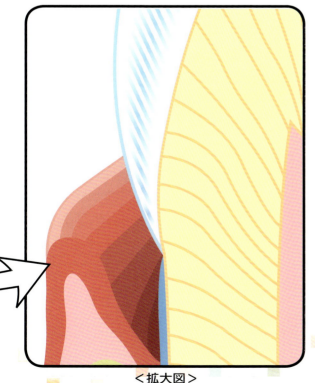

<拡大図>

＜歯周炎からくる知覚過敏に対しては＞

　歯周炎によって歯根の一部が露出して敏感になることがあります。このようなときは、歯周炎そのものに効果のある薬剤も効果が期待されます。

知覚鈍麻剤　　象牙細管封鎖剤

プラス以下の成分

- 殺菌剤（IPMP、CHX、TC、CPC、LSSなどのどれか）
- 消炎剤（β－グリチルレチン酸、ε－アミノカプロン酸など）
- 血行促進剤
- 細胞賦活剤
- 止血剤
- 収れん剤
  （⇒ p.47、49参照）

＜4＞「美白」のために

外から付着したステイン（色素）を、化学的にはがし、浮き上がらせ、さらに微粒子の研磨剤で歯の表面をきれいにします。

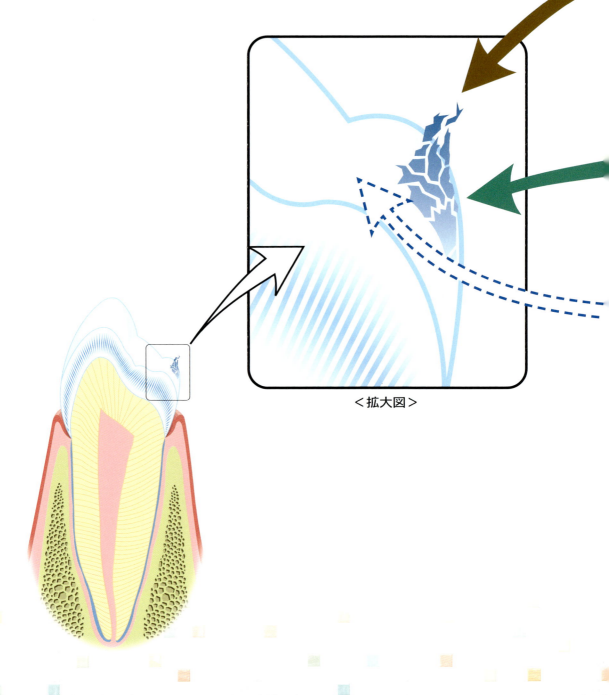

＜拡大図＞

ステイン除去剤

- ポリリン酸ナトリウム ⎤→⎧ 歯の表面からステインをはがす。
- ピロリン酸ナトリウム ⎦ ⎩ 歯石沈着を予防する。

- ポリエチレングリコール(PEG) → マクロゴールともいう。タバコのヤニを溶解する(低濃度では湿潤剤として扱われる)。

歯質強化剤

- フッ化ナトリウム(NaF)
- モノフルオロリン酸ナトリウム(MFP) ⎫⎬ (⇒ p.45参照)

清掃剤

- 無水ケイ酸(シリカ)
- 水酸化アルミニウム
- リン酸水素カルシウム
- 炭酸カルシウム
- ゼオライト

※清掃剤は薬用成分ではありませんが、歯の表面を研磨して美白に効果のある成分です(⇒ p.38参照)。

「美白」と「漂白」、どこが違う？

　どちらも歯の色をきれいにするものですが、そもそも歯の色が変わってしまう原因はいろいろあります。

▶ 変色の原因

　大きく分けて、①歯質の表面に付着した外来色素によるもの、②歯の内側から変色物質がしみ込んだもの、があります。

①外来色素によるもの

　コーヒー、紅茶、緑茶やカレーなどの飲食物の色素、タバコのヤニなどが代表的です。「美白」はこれらの色素を歯の表面から剥がすのが目的です。

②歯の内側からの変色

　一般的なものは、歯をぶつけたり、深いむし歯などのために歯の神経（歯髄）が充血、あるいは死んで変性してしまった場合です。歯の内側から象牙細管を通って、変色した物質がしみ込み、表面からは黒っぽく見えるようになります。また、テトラサイクリンなどの抗生物質を、胎生6か月から8歳ころまでに使用した場合、歯の形成時期に応じて、さまざまな状態の変色を生じることがあります。さらに、ポルフィリン血症をはじめとするいくつかの全身疾患によっても、歯の変色をきたします。これらの変色に対して行われるものが「漂白」です。

※これら以外にも、変色歯の原因としては、加齢によるもの、むし歯によるもの、歯科治療後に生じるものなどもあります。これらについては、状況によっては歯を削ってかぶせるなどの歯科治療が必要なことも多いと思われます。

▶ 漂白の方法

　薬剤などを使って、変色物質を分解することが基本です。現在は、35％過酸化水素水に触媒を加えて使用することが多いようです。歯科医院で行うオフィス・ブリーチング（あるいはオフィス・ホワイトニング）のほかに、自分で行うホーム・ブリーチング（あるいはホーム・ホワイトニング）があります。このときは、10％過酸化尿素が使用されます。

※薬剤のほかに、最近はレーザーによる変色物質の分解も行われています。

▶ その他の歯を白くする方法

　歯の表面にマニキュアのような物質を塗る方法もありますが、これは色素除去や変色物質の分解ではなく、あくまでも歯の表面を覆うもので、原因となっているものの状況は一般的に変わりません。

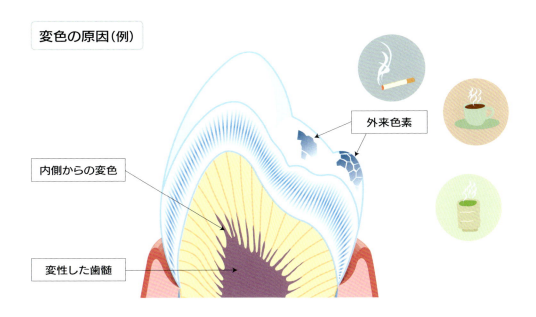

変色の原因（例）

外来色素

内側からの変色

変性した歯髄

＜5＞「口臭対策」のために

▶ 口臭の原因

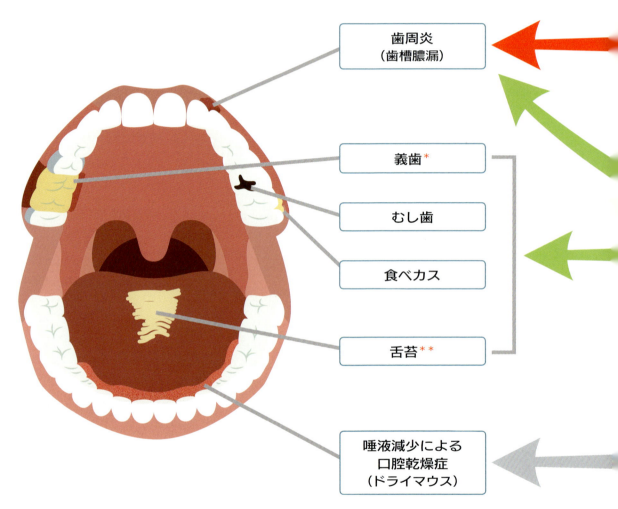

歯周炎
（歯槽膿漏）

義歯*

むし歯

食べカス

舌苔**

唾液減少による
口腔乾燥症
（ドライマウス）

▶ 臭いの正体

　食べカスや組織が腐敗して生じる硫化水素や、メチルメルカプタンなどの物質がほとんどです。これらの臭いは、芳香剤のスプレーのような一時的なものでは根本的には解決しません。原因に対する処置と普段のケアが重要です。

　口腔内以外の原因として、鼻炎などの耳鼻科的疾患、あるいは消化器疾患の場合などがあります。

歯周炎に効果のある成分

⇒消炎剤、止血剤、血行促進剤 (⇒ p.47、49参照)

殺菌剤

バイオフィルムに浸透するもの
⇒ IPMP、TC (⇒ p.47参照)

浮遊菌や表層の菌に
⇒ CPC、CHX

ドライマウス対策 (⇒ p.58参照)

どの成分が何に効くの？

---

*義歯（入れ歯）などの臭いについては、入れ歯のお掃除とともに、入れ歯専用の洗浄剤を使用するのもよいでしょう。

**舌苔は、舌の表面の乳頭に食べカスや細菌が繁殖したものです。軟らかい舌苔用のブラシ（⇒ p.13参照）などで、そっとぬぐい取ってから、殺菌剤などを使用します（こすり過ぎてはいけません）。

＜6＞「口腔乾燥」のために

▶ 口腔乾燥症（ドライマウス）の原因

さまざまな原因が考えられますが、代表的なものは以下のとおりです。

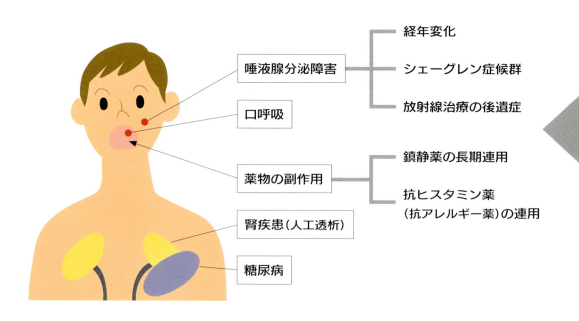

▶ 口の中が乾燥すると

　唾液によって洗い流されるはずの食べカスが歯や歯ぐきに残ってしまい、広い範囲のむし歯や歯周病が生じやすくなります。また、口の中の粘膜の表面が萎縮し、口内炎などの炎症が生じやすくなります。

▶ 対　策

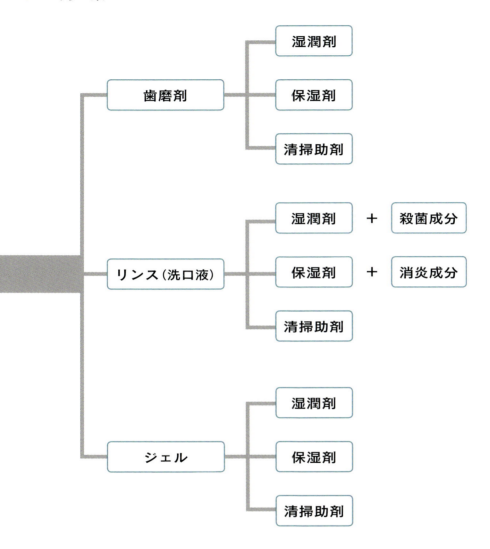

　「湿潤剤」と「保湿剤」の区別は、必ずしも明確でないこともあるようですが、水の分子を抱え込むような保湿効果のあるものを「湿潤剤」、表面からの蒸散を防ぐような消極的な保湿効果のあるものを「保湿剤」として区別することもあります。

　「湿潤剤」としては、グリセリン、プロピレングリコール、ポリメタクリル酸グリセリル、ホエイタンパクなど、「保湿剤」としては、アロエベラ液汁、ヒトオリゴペプチドなどがあります。「清掃助剤」としては、唾液に含まれる成分で、抗菌作用のあるラクトフェリン、ラクトペルオキシダーゼ、グルコースオキシダーゼ、リゾチーム、チオシアン酸カリウムなどがあります（ラクトフェリンは「保湿剤」として表示されているのもあります）。

どの成分が何に効くの？

どんなに効果の高い薬剤が配合されていても、それだけでは所定の効果は発揮できません。薬剤が期待された効果を発揮するためには、さまざまな条件が必要です。

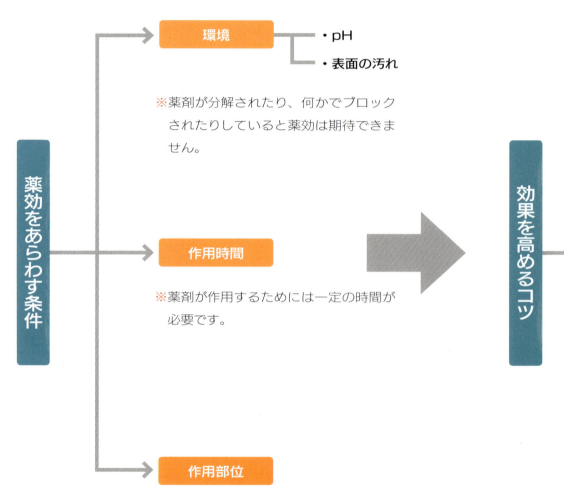

薬効をあらわす条件

環境
・pH
・表面の汚れ

※薬剤が分解されたり、何かでブロックされたりしていると薬効は期待できません。

作用時間

※薬剤が作用するためには一定の時間が必要です。

作用部位

※目的とする場所にきちんと届いていなければ、薬効は期待できません。

効果を高めるコツ

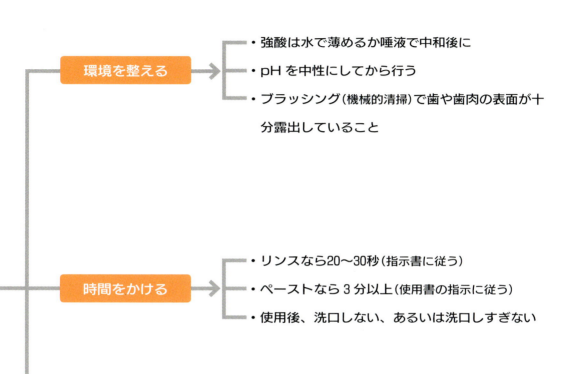

環境を整える
- 強酸は水で薄めるか唾液で中和後に
- pH を中性にしてから行う
- ブラッシング（機械的清掃）で歯や歯肉の表面が十分露出していること

時間をかける
- リンスなら20〜30秒（指示書に従う）
- ペーストなら3分以上（使用書の指示に従う）
- 使用後、洗口しない、あるいは洗口しすぎない

目的の場所にきちんと届かせる
- 歯の表面、歯の間、歯の生え際などを確実に
- 歯肉の表面、症状のある場所を確実に

▶ 諸外国のフッ化物応用事情

諸外国では、多くの国でむし歯予防のためフッ化物を日常生活に取り入れています。

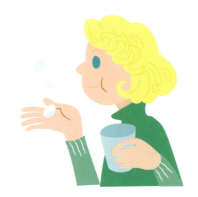

☆北欧では、学童のフッ化物洗口やフッ化物錠剤摂取が行われています。

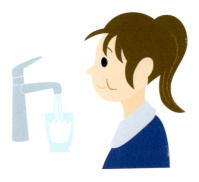

☆シンガポール、韓国、中国、マレーシア、フィリピン、フィージーなどのアジア太平洋地域でも、水道水のフロリデーション（フッ素化）やフッ化物洗口の普及が図られています。

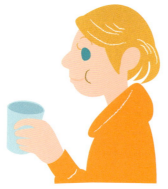

☆アメリカでも学童のフッ化物洗口が行われます。

※2000年の時点で、フッ化物洗口の人口は約1億人といわれています。

▶ 日本でのフッ化物洗口状況

☆学校などで集団で行われているところもありますが、「劇薬」としての管理・取り扱いが厳しく、全国的にはまだまだ普及しているとはいえません。

☆フッ化物洗口液を入手するためには：

①歯科医院で処方せんを発行してもらい、薬局で粉末製剤を購入する方法

⇒ただし、薬局で必要な書類への記入があり、1回使用するたびに袋を開けて水に溶かすという手間があり、薬剤の在庫管理の必要もあるため、実際にはかなり面倒なところがあります。

②歯科医院で洗口液を直接購入する方法

⇒歯科医の指導のもと、親の管理下で子どもに使用させることになります。

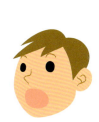

このうち②では、飲み込んだ場合のフッ化物中毒の心配があります。

ただし実際は、

900ppm を週1回使用する方法なら：

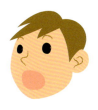

一度に6～7人分

450ppm を週5回使用する方法なら：

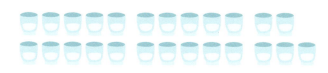

一度に25人分

飲まないと急性中毒は生じません。また、慢性中毒の心配はありません。

どんな使い方があるの？

基本的に「フッ化物」は「劇薬」扱いのため、薬事法によって使用濃度、管理に厳しさが求められています。誤った使用によって、フッ化物による中毒を防ぐためです。

▶ 飲み込んだらどうなるの？

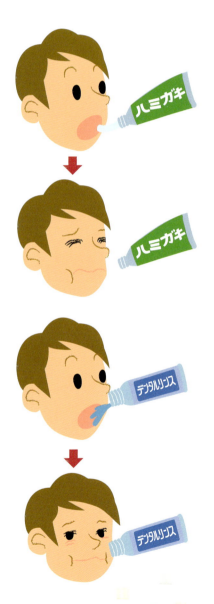

☆ペースト状の歯磨剤では、チューブ1本分を飲み込んだ場合、急性中毒症状を生じる可能性はゼロではありません。しかし、実際にチューブ1本を飲み込むことは不可能です（某社の社員が実験したところ、チューブ半分を飲み込んだ段階で吐き気を催し、それ以上飲み込むのは無理とのこと）。

☆リンスの場合、間違ってボトル1本分を一気に飲み込んでしまう可能性はゼロではありません。そのため、リンスにフッ化物を入れると、誤用による急性中毒は否定できないため、フッ化物の配合は認可されていません。

▶ 歯磨剤に含まれるフッ化物の濃度は？

　「薬用歯磨類製造承認基準」により、歯磨剤に配合できるのは「90〜1000ppm」と定められています（歯磨剤１kg の中にフッ化物１mg 含まれている濃度が１ppm です）。このため、歯磨剤の各メーカーは、上限ギリギリの950ppm 程度にフッ化物を含む製品を開発しているのが現状です。子ども用には、450〜500ppm 程度にフッ化物を含む商品も作られています。WHO（世界保健機関）では、500ppm 未満では、むし歯予防の効果はかなり低下し、250ppm 以下では、ほとんど効果なし、とされています。

　ちなみに、歯科医院で歯に塗布されるフッ化物の濃度は9000ppm 以上、製品によっては20000ppm 以上という高濃度です。これらはもちろん歯科医師の監督、管理のもとで使用されるため、高濃度でも認められているのです。

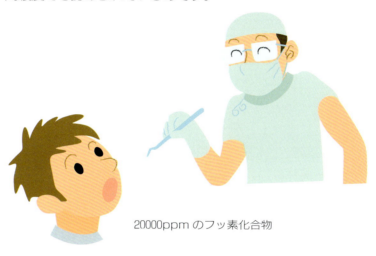

20000ppm のフッ素化合物

歯磨剤のフッ化物濃度の例（＊歯科医院で取扱い）

＜900〜1,000ppm ＞
・「Check-Up standard」＊
・「Check-Up kodomo」＊
・「Systema Dentalpaste α」＊
・「Brilliant more」＊
　（以上、ライオン歯科材）
・「キシリデントライオン」
・「クリニカ Kid's ハミガキ」
　（以上、ライオン）

・「ガム・デンタルジェルセンシティブ」＊
・「バトラーデンタルケアペースト」＊
　（以上、サンスター）

＜約500ppm ＞
・「フッ化ナトリウム洗口液0.1%」＊
・「システマ薬用歯間ジェル」＊
・「システマセンシティブ softpaste」＊
　（以上、ライオン歯科材）

・「バトラーF 洗口液0.1%」＊
・「バトラーデンタルケアペーストこども」＊
　（以上、サンスター）

どんな使い方があるの？

歯磨剤としてはペースト型が基本ですが、粘度の高い液体であるジェル型や、いわゆる洗口液のリンス型はそれぞれ特徴があります。

▶ リンス型

口の中のすみずみまで広くいきわたり、歯だけではなく、歯ぐきや舌、頬の内側、などのいわゆる粘膜表面にも効果が期待できます。適切なブラッシング後、30分くらいしてから使えば、中の成分が長く口の中にとどまり、長時間効果を発揮することが期待できます。

さまざまな事情で、歯ブラシやペースト型歯磨剤が十分使えない場合でも、たとえば殺菌剤を含むリンスによってブクブクうがいをすれば、少なくとも一定時間の細菌の増加は抑えられると思われます。

洗口液

ブラシは使わない。

・口に含んですすぐだけ。

＜効果＞

口臭予防、口の中の浄化、（使用時の）爽快感

＊殺菌剤などの薬用成分を含むものもあります。

液体ハミガキ

・歯ブラシを使う。

・含んだままブラッシング、あるいは吐き出したあとでブラッシング

＜効果＞

口の中の殺菌、歯周病予防

＊薬用成分が入っています。

※マウスウォッシュ、デンタルリンスなどとも呼ばれていますが、それぞれの商品には、 洗口液 か 液体ハミガキ のどちらかが明記されているはずです。

▶ ジェル型

　歯周炎が進行して歯肉が退縮すると、本来歯肉に守られていた歯の一部の表面が露出し、むし歯になることがあります。これを根面う蝕と呼び、大人のむし歯の対策として注目されています。このような場合、ジェル型の薬剤を、歯間ブラシを併用して歯のあいだに塗りつけるようにすると、効果が期待できます。

根面う蝕について

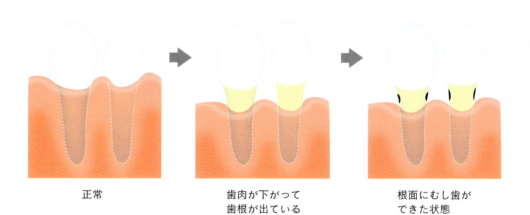

| 正常 | 歯肉が下がって
歯根が出ている | 根面にむし歯が
できた状態 |

歯間ブラシ＋ジェルの使い方

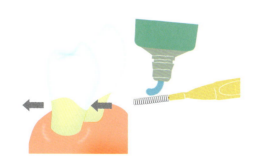

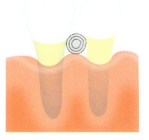

ここを通して根面に
塗りつける

どんな使い方があるの？

いつ磨く？ どう磨く？

▶ 「食後3分以内に、3分間、1日3回」は本当？

　基本的に、この原則は今も有効です。ただし、食品の変化に伴って、注意しなければならないことが出てきました。それは「強い酸」の食品を食べたり飲んだりしたあとは、すぐに歯を磨かないほうがよい、ということです。強い酸に触れた歯の表面は、一時的に荒れた状態になっているため、この状態で食後すぐにブラッシングをすると、歯の表面が削れてしまう、という危険が出てきます。そのためこの場合は、食後3分以内に磨くのではなく、むしろ酸によって荒れた歯の表面を唾液が中和して、ある程度回復してからブラッシングを行ったほうがよいこともあるのです。この場合、目安は食後30分くらいといわれています。

▶ 歯磨きとともに、歯ぐき磨きも！

　歯科医院での指導とともに、近年テレビCMなどでも盛んにいわれています。歯の表面をしっかり磨くことはもちろんですが、歯ブラシの先を歯と歯ぐきの境目（つまり歯の生え際）にあてて、やさしく振動するように磨くと、さらに効果的です。

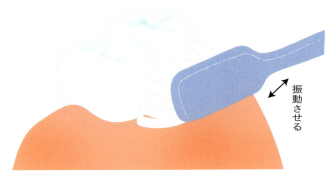

振動させる

歯の生え際を斜め45度にして
やさしくマッサージ

▶ 2度磨きが理想的？

歯磨剤に含まれる成分は、日々進化し続けていますが、歯や歯肉の表面が食べカスなどで汚れていたら、せっかくの成分も効果を発揮できません。まずブラッシングだけで表面の汚れを十分落としてから、2度目にブラシに歯磨剤をつけて磨くと、所定の成分が効果を発揮しやすくなるでしょう。

酸蝕症について

むし歯は、細菌が糖分から作り出した酸によって、歯の表面が溶かされてできるものです。これに対して、細菌とは関係なく、食品などに含まれる酸そのものによって歯の表面が溶かされると、これを酸蝕症と呼んで区別しています。歯の表面（エナメル質）が溶け出すのは、pH5.5以下とされていますが、現在多くの健康飲料、食品、調味料などがpH5.5以下なので、注意が必要です。

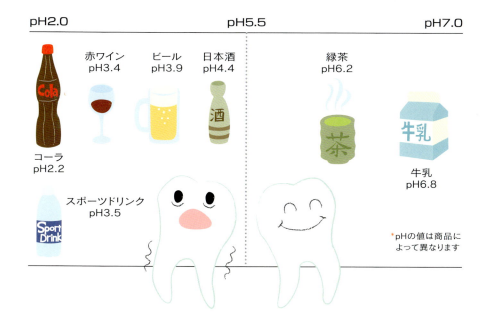

田上順次／北迫勇一. 飲食物で歯が溶ける⁈ 酸蝕から歯を守ろう！ クインテッセンス出版, 2016より改変

どんな使い方があるの？

▶ より適切なケアを

　むし歯や歯周炎は、年齢などによってそのリスクや状況が変化します。いわばライフステージに合わせて、そのときに最も適切なケアができれば理想的でしょう。

　一例を示すと以下のようになります。

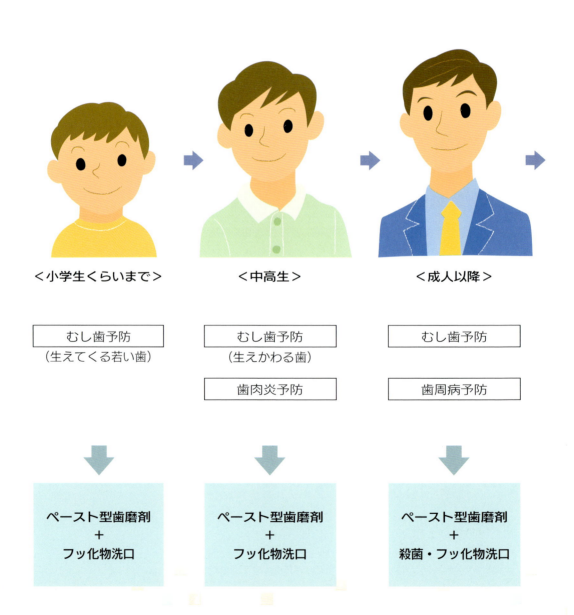

＜小学生くらいまで＞	＜中高生＞	＜成人以降＞
むし歯予防 （生えてくる若い歯）	むし歯予防 （生えかわる歯）	むし歯予防
	歯肉炎予防	歯周病予防
ペースト型歯磨剤 ＋ フッ化物洗口	ペースト型歯磨剤 ＋ フッ化物洗口	ペースト型歯磨剤 ＋ 殺菌・フッ化物洗口

► より高い効果を

　さらにきめ細かくいえば、含まれる薬用成分の濃度、種類、作用時間なども個々の状況に応じたものを選び、使用する道具（歯ブラシほか）なども含めて考えられれば、高い効果が期待できるでしょう。

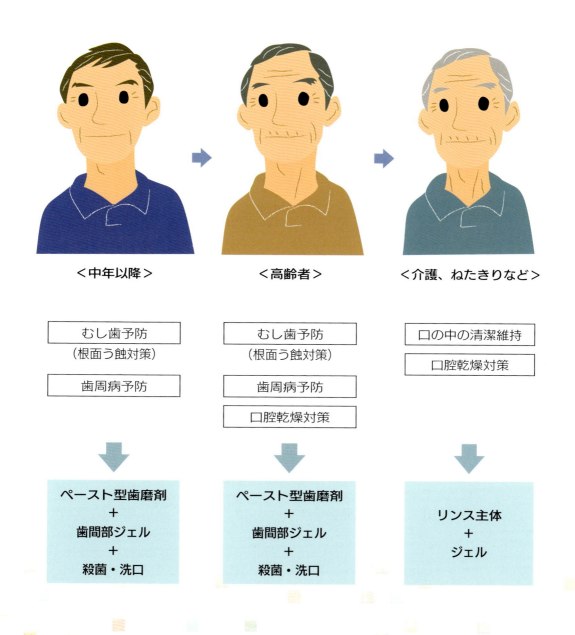

<中年以降>　　　　　<高齢者>　　　　　<介護、ねたきりなど>

むし歯予防 （根面う蝕対策）	むし歯予防 （根面う蝕対策）	口の中の清潔維持
歯周病予防	歯周病予防	口腔乾燥対策
	口腔乾燥対策	

ペースト型歯磨剤
＋
歯間部ジェル
＋
殺菌・洗口

ペースト型歯磨剤
＋
歯間部ジェル
＋
殺菌・洗口

リンス主体
＋
ジェル

歯ブラシの選び方

▶ ヘッドについて

スタンダード

- ヘッドは薄く、コンパクト
- 小回りのきく大きさ
- 毛先はやわらかめで
  歯周病対策にも対応

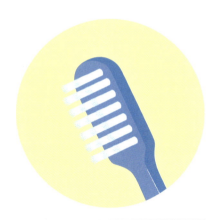

子ども用

- 小さいヘッド
- 短い毛先、やや硬め
- 歯周病対策よりも
  むし歯予防を重視

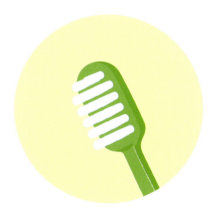

幅広のブラシ

- やや大きめのヘッド
- ざっくり磨いても
  かなり効率的に磨ける
- 時間のないときや
  細かい操作が苦手な高齢者に

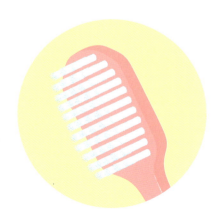

磨きにくいところは

- 奥歯の裏側や歯間部
- 歯肉との境目
- 矯正装置部などに

＜ワンタフトブラシ＞

▶ ネックについて

- ロングネックはいろいろな部分にヘッドがよく届く
- 子ども用は成長に合わせて短いネックから少しずつ長めへ

▶ ハンドルについて

- 手になじむ
- 持ちやすくすべりにくい
- ペングリップで細かい操作ができる

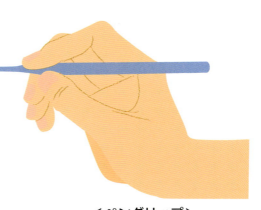

＜ペングリップ＞

＜１＞「むし歯予防」のあなたへ

　まず、歯質強化剤（フッ素化合物）ですが、現在多くの歯磨剤にフッ化物が配合されています。ただし、フッ化物濃度は500ppm以上、できれば900ppm以上くらいのものが望まれます。さらに、殺菌剤によってむし歯の原因菌を抑えれば、より予防効果が期待できるでしょう。バイオフィルムが少ない場合や、歯科医院できちんと除去されている場合は、必ずしもIPMPやチモールが配合されていなくてもよいかもしれません。他に、歯垢分解剤や再石灰化促進のための成分があれば、その効果も期待できます。

プラスα

　通常の歯磨剤によるブラッシングに加えて、「洗口液」の併用はより予防効果が期待できます。とくに、乳幼児から成人までのあいだは、フッ化物による洗口がお勧めです（うがいのできない場合は、フォームという形態もあります）。成人以降はこれに加えて、殺菌剤の入った洗口液もよいでしょう。さらに、いわゆる「根面う蝕」のために、フッ化物配合のジェルタイプのものも効果が期待できます。

＜右ページ商品一覧＞（ここに示したものは一例であり、複数の効能を謳う商品も多数あります）
❶「クリアクリーン EX」（市販）（花王）
❷「クリアクリーン ダブルプラス」（市販）（花王）
❸「ピュオーラ 薬用ハミガキ クリーンミント」（市販）（花王）
❹「クリニカハミガキ」（市販）（ライオン）
❺「デンタークリア MAX ライオン」（市販）（ライオン）
❻「アクアフレッシュ クリアミント（市販）（グラクソ・スミスクライン）
❼「バトラー エフペースト」（市販）（サンスター）
❽「Check-Up standard」（専売）（ライオン歯科材）
❾「Check-Up kodomo」（専売）（ライオン歯科材）
❿「バトラー デンタルケアペースト」（専売）（サンスター）
⓫「MI ペースト」（専売）（ジーシー）
⓬「Check-Up foam」（専売）（ライオン歯科材）
⓭「Check-Up gel」（専売）（ライオン歯科材）
⓮「メルサージュ クリアジェル」（専売）（松風）
⓯「フッ化ナトリウム洗口液0.1％」（専売）（ライオン歯科材）
⓰「コンクール F」（専売）（ウエルテック）

※（専売）：歯科医院で取扱い、（市販）：市販品

● むし歯予防 ●

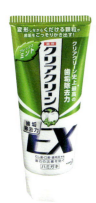

①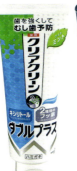

②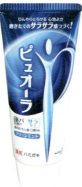

③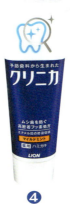

④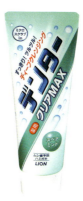

⑤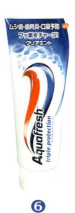

⑥

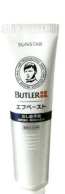

⑦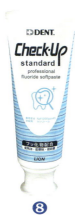

⑧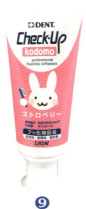

⑨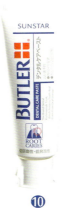

⑩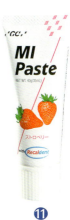

⑪

フォームタイプ

ジェルタイプ

リンスタイプ

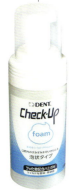

⑫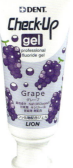

⑬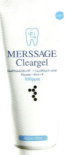

⑭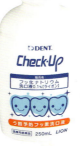

⑮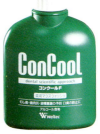

⑯

何を選べばいいの？

▶ **<2>「歯周病対策」のあなたへ**

まず、原因菌を抑えるための <mark>殺菌剤</mark> が望まれます。この場合、バイオフィルムの状況によって、選ぶ成分がすこし違ってきます（詳しくは⇒ p.47参照）。複数の殺菌剤が配合されているものも多く、それぞれの効果を期待したいところです。

また、<mark>消炎剤</mark> には、直接的な抗炎症作用も期待されます。さらに症状にあわせて、出血しやすければ <mark>止血剤</mark> 、腫れていれば <mark>血行促進剤</mark> や <mark>収れん剤</mark> あるいは <mark>細胞賦活剤</mark> などの成分配合のものを選ぶとよいでしょう。

また、漢方やハーブなどの配合のものも、成分と効果にあわせて選んでみましょう。

プラスα

歯磨剤によるブラッシングに加えて、「洗口液」の併用も効果が期待できます。この場合、<mark>殺菌剤</mark> が主体で、寝る前に洗口して、原因菌に対する長時間の抑制効果を期待します。

＜右ページ商品一覧＞（ここに示したものは一例であり、複数の効能を謳う商品も多数あります）

❶「Systema Dentalpaste α」（専売）（ライオン歯科材）
❷「システマハグキプラスハミガキ」（市販）（ライオン）
❸「デントヘルス薬用ハミガキ SP」（市販）（ライオン）
❹「ディープクリーン ハミガキ ひきしめ塩」（市販）（花王）
❺「ニューソルト A」（専売）（サンスター）
❻「薬用ラカルト・ニュー5」（市販）（エスエス製薬）
❼「ガム・デンタルペースト」（市販）（サンスター）
❽「ガム・デンタルペースト AC」（市販）（サンスター）
❾「クリーンデンタル トータルケア」（市販）（第一三共ヘルスケア）
❿「生葉」（市販）（小林製薬）
⓫「デントヘルス B」（市販）（ライオン）
⓬「アセス」（市販）（佐藤製薬）
⓭「アセス液」（市販）（佐藤製薬）
⓮「システマ薬用歯間ジェル」（専売）（ライオン歯科材）
⓯「システマ SP-T ジェル」（専売）（ライオン歯科材）
⓰「システマ EX デンタルリンス」（市販）（ライオン）
⓱「バトラーCHX 洗口液」（専売）（サンスター）
⓲「ディープクリーン 液体ハミガキ」（市販）（花王）

● 歯周病対策 ●

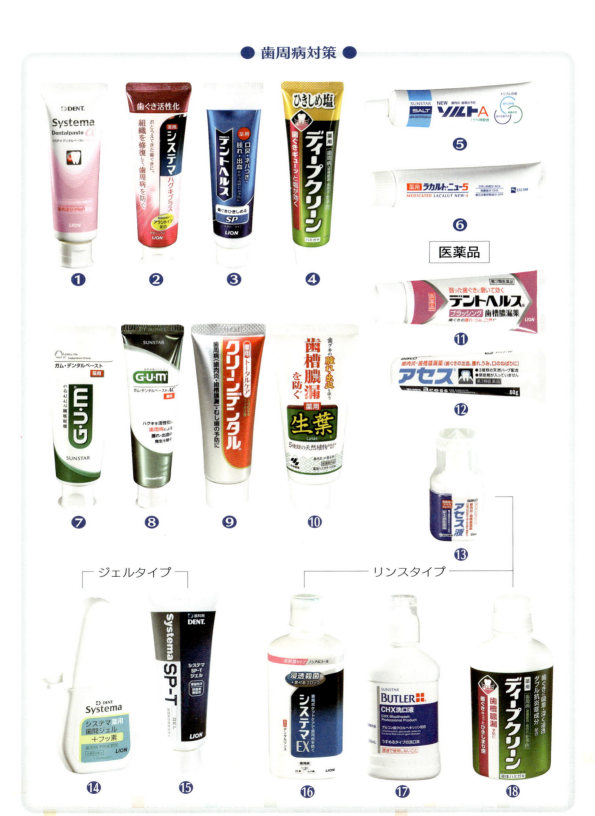

① Systema Dentalpaste α

② 薬用 システマ ハグキプラス

③ 薬用 デントヘルス SP

④ ひきしめ塩 薬用 ディープクリーン

⑤ SUNSTAR SALT NEW ソルトA

⑥ 薬用 ラカルト・ニュー5 MEDICATED LACALUT NEW-5

医薬品

⑪ デントヘルス ブラッシング 歯槽膿漏薬

⑫ sato アセス acess 60g

⑦ ガム・デンタルペースト 薬用 G·U·M SUNSTAR

⑧ G·U·M ガム・デンタルペーストAC 薬用

⑨ 薬用 トータルケア クリーンデンタル

⑩ 歯グキの腫れ出血を伴う 歯槽膿漏 を防ぐ 薬用 生葉

⑬ sato アセス液

ジェルタイプ

⑭ DENT. Systema システマ薬用 歯間ジェル +フッ素

⑮ 歯科用 DENT. Systema SP-T システマ SP-T ジェル GEL LION

リンスタイプ

⑯ 浸透殺菌 薬付着ブロック システマ EX LION

⑰ SUNSTAR BUTLER CHX洗口液 CHX Mouthwash Professional Product

⑱ 薬用 ディープクリーン 歯槽膿漏 液体ハミガキ

▶ ＜3＞「知覚過敏」のあなたへ

　歯がすり減って生じた知覚過敏には、 知覚鈍麻剤 か 象牙細管封鎖剤 （あるいは両方）が配合されているものが効果的でしょう。

　歯周炎で露出した部分の知覚過敏に対しては、さらに「歯周病対策」（⇒ p.51参照）の成分もあるとよいでしょう。 殺菌剤 、 消炎剤 を中心に、 血行促進剤 、 止血剤 、 収れん剤 などが配合されているものもあります。

　酸蝕症（⇒ p.69参照）を意識して、これらに 歯質強化剤 のフッ化物を配合したものもあります。

　　＜右ページ商品一覧＞（ここに示したものは一例であり、複数の効能を謳う商品も多数あります）

❶「Systema センシティブ」(専売)（ライオン歯科材）

❷「クリーンデンタル センシティブ a」(市販)（第一三共ヘルスケア）

❸「ガム・デンタルペースト AC センシティブ」(市販)（サンスター）

❹「シュミテクト 歯周病ケア」(市販)（グラクソ・スミスクライン）

❺「デントヘルス 薬用ハミガキ しみるブロック」(市販)（ライオン）

❻「システマハグキプラス S ハミガキ」(市販)（ライオン）

❼「ディープクリーン S ハミガキ」(市販)（花王）

☆上記以外にも、各社で 知覚鈍麻剤 や 象牙細管封鎖剤 を加えた商品が発売されています。

● 知覚過敏 ●

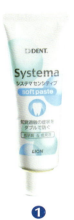

❶

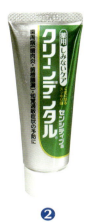

❷

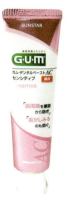

❸

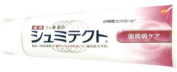

❹

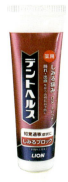

❺

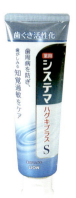

❻

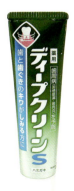

❼

何を選べばいいの？

▶ <4>「美白」のあなたへ

　歯の表面に付着した色素（ステイン）を表面から除去することが大切です。まず「機械的除去」のために、従来から使用されている 清掃剤(研磨剤) は現在も有用です。歯の表面の凹部にはまり込んだステインをはがす作用があり、近年は「無水ケイ酸」が多用されています。この「無水ケイ酸」を「シリカ」と呼んだり、各社で独自に「○○シリカ」などの名称を付けたりしています。はがれたステインを吸着して除去するための「ゼオライト」は、メーカーや商品によって、薬用成分 として表示されていることもあれば、清掃剤 あるいは 清掃助剤 として表示されていることもあります。

　つぎに、ステインの「化学的除去」のために、イオンの作用でステインを引きはがす「ポリ（ピロ）リン酸ナトリウム」や、ヤニを溶解するとされている「ポリエチレングリコール（マクロゴール）：PEG」などの ステイン除去剤 が配合されているものも増えてきています。また、荒れた歯の表面を保護するために、再石灰化を期待して 歯質強化剤 である「フッ素化合物（NaF、MFP）」は、ほとんどの製品に配合されています。

　このほかに「薬用ハイドロキシアパタイト」や各社独自の成分を加えた商品も出てきています。再石灰化の成分の効果はおおいに期待したいところですが、いずれにしても再石灰化のために、すり減ったエナメル質が復元して「元の形態」に戻るほどの効果はありません。

<右ページ商品一覧>（ここに示したものは一例であり、複数の効能を謳う商品も多数あります）
❶「Brilliant more」(専売)（ライオン歯科材）
❷「システマ ハグキプラス W ハミガキ」(市販)（ライオン）
❸「クリニカエナメルパール」(市販)（ライオン）
❹「プラチアスクリーミィアップペースト」(市販)（ライオン）
❺「ピュオーラ ナノブライト 薬用ハミガキ」(市販)（花王）
❻「クリアクリーン ホワイトニング」(市販)（花王）
❼「シティースホワイト EX」(市販)（第一三共ヘルスケア）
❽「アパガード M プラス」(市販)（サンギ）
❾「アクアフレッシュ エクストリームクリーン W ホワイトニング+」(市販)（グラクソ・スミスクライン）
❿「シュミテクト やさしくホワイトニング」(市販)（グラクソ・スミスクライン）
⓫「オーラツー プレミアム ステインクリア ペースト」(市販)（サンスター）

☆表面から塗るマニキュアタイプの製品は、いわゆるステイン除去とは違うものです。

● 美白 ●

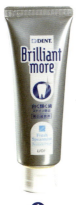

①

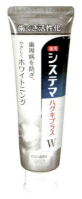

②

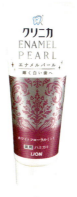

③

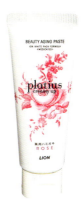

④

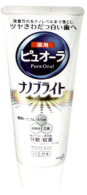

⑤

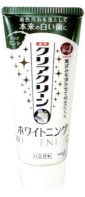

⑥

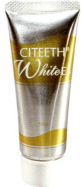

⑦

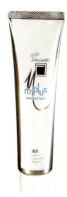

⑧

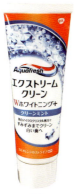

⑨

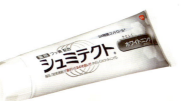

⑩

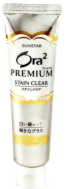

⑪

＜5＞「口臭対策」のあなたへ

　口臭を消すために、口の中に香料をスプレーするのは、あくまでも一時的な対策であり、根本的な解決策ではありません。p.56に列挙した原因のうち、必要なものについては「歯科での治療」をまず優先することです。その上で、つぎに重要なことは、口の中の細菌の増殖を抑える、つまり 殺菌剤 の使用です。むし歯や歯周病の進行を防ぐとともに、食べカスなどの腐敗を抑えます。同時に何らかの「歯周病対策」の成分があれば、より効果的と思われます。 消炎剤 、 血行促進剤 、 収れん剤 、 細胞賦活剤 などが配合されているとよいでしょう。

　なお、「口の乾燥」に対しては、「口腔乾燥」を参照してください（⇒ p.84）。

　また、夜間増殖する細菌を抑えるために、就寝前の 殺菌剤 による「洗口」は効果が期待できます。

　一般的に消臭のためにメントールなどを配合した商品も多く出ています。この場合は、メントールは単なる香味剤ではなく、殺菌効果ありと謳っているものもあります。

> ＜右ページ商品一覧＞（ここに示したものは一例であり、複数の効能を謳う商品も多数あります）
> ❶「クリーンデンタル マイルド」（市販）（第一三共ヘルスケア）
> ❷「シティースホワイト EX エクストラミント」（市販）（第一三共ヘルスケア）
> ❸「クリアクリーン 洗口液」（市販）（花王）
> ❹「ガム・デンタルリンス」（市販）（サンスター）
> ❺「薬用リステリン トータルケア」（市販）（ジョンソン・エンド・ジョンソン）

☆「口臭予防」だけに特化した商品はあまり見られません。前述した「むし歯予防」や「歯周病対策」の歯磨剤の中で、 殺菌剤 を含むものを用いるとよいでしょう。

「ピュオーラ 薬用ハミガキ クリーンミント」（市販）（花王）⇒ p.75の❸参照

「アクアフレッシュ クリアミント」（市販）（グラクソ・スミスクライン）⇒ p.75の❻参照

「コンクール F」（専売）（ウエルテック）⇒ p.75の⓰参照

「バトラーCHX 洗口液」（専売）（サンスター）⇒ p.77の⓱参照

「ディープクリーン 液体ハミガキ」（市販）（花王）⇒ p.77の⓲参照

● 口臭対策 ●

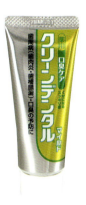

❶

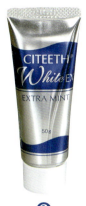

❷

リンスタイプ

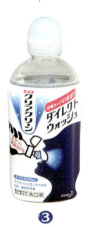

❸

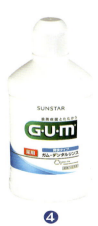

❹

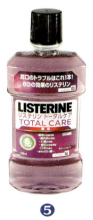

❺

▶ **＜6＞「口腔乾燥」のあなたへ**

　唾液の分泌を促進するような歯磨剤や洗口剤はありません。したがって、対策としては、歯や粘膜の表面を唾液に近い成分で覆うことによって、水分の蒸発を防ぐとともに、食べカスなどの流れをよくし、むし歯や歯周病の進行をすこしでも抑えることが主眼となります。

　成分としては、薬用成分ではなく基本成分である 保湿剤 あるいは 湿潤剤 が主体となり、これに唾液の成分に近いものが配合されるかたちになります。保湿剤と湿潤剤という用語は、必ずしも明確に使い分けられていないようですが、歯磨剤の剤形を整えるための成分ではなく、口腔乾燥症に対しては粘膜などの表面を潤す成分を意味します（ポリグルタミン酸、グリセリン、プロピレングリコール）。また、唾液成分として「ラクトフェリン」などのほかに、抗菌作用をもつ酵素などが配合されています。これらは薬効を表示できるほどの高濃度ではないため、製剤としては「口腔化粧品」としての取り扱いになっています。

　このほか、「シェーグレン症候群」と「放射線治療後の口腔乾燥」の診断名が確定した場合は、医師、歯科医師の処方で、いわゆる人工唾液を使用することもあります。

　＜右ページ商品一覧＞（ここに示したものは一例であり、複数の効能を謳う商品も多数あります）
❶「アクアバランス 薬用マウススプレー」(専売)（ライオン歯科材）
❷「コンクール マウスリンス」(専売)（ウエルテック）
❸「オーラルアクアジェル」(専売)（ジーシー）
❹「コンクール マウスジェル」(専売)（ウエルテック）

● 口腔乾燥 ●

スプレータイプ

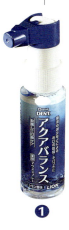

❶

リンスタイプ

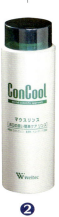

❷

ジェルタイプ

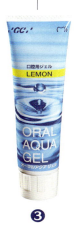

❸

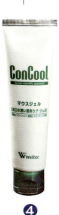

❹

何を選べばいいの？

おわりに

▶「治療」ではなく「予防」

　いかがでしょうか。歯磨剤についての造詣は深まりましたか。本書を著すにあたって、筆者もさまざまな文献を渉猟し、類書を調べ、メーカーなどへの質問も行いましたが、正直なところ、「知れば知るほどわからない」ことが増え、往生することが多々ありました。

　これほど多種多様の歯磨剤が製造・販売され、テレビ CM などで大々的に宣伝されながら、具体的な効果に対する評価は、必ずしも明瞭ではありません。配合される薬剤の濃度の問題、使用される側のさまざまな条件などが、効果を大きく左右するでしょう。実験的に効果を立証できる薬剤でも、条件の異なる「生体」の環境下では、同等の効果発現が期待できるとは限りません。

　歯磨剤の効果が、「治療」ではなく「予防」である点も、効果判定を困難にする理由のひとつです。たとえば、内科などからの適切な処方薬で、高血圧や糖尿病などが一定の状態に落ち着けば、その薬剤の効果は理解しやすいのですが、「未病」の人が、ある薬剤を使用し続けて未病の状態が続いた場合、発病しなかった理由が、薬剤使用の効果だったか否かは、一概に判断できません。「予防」というのは、効果がなかなか実感できず、それゆえにモチベーションを維持するのも、努力を要するのです。

▶「たかが歯磨剤、されど歯磨剤」

　では、歯磨剤の使用は気休め程度か、と問われると、それも違うでしょう。何より各メーカーが、配合成分をめぐって日夜奮励努力を重ね、今日の一大マーケットを形成したのです。適切な使用によって、それなりの効果が期待できると思われます。

　薬用成分が期待ほどの効果を得られなかったとしても、歯磨剤の使用は、べつの意味でも役立つと思われます。それは、自分のオーラルケアに対する意識が向上することです。歯磨剤を選ぶときに、少しでも薬用成分などを意識することは、自分の健康を守ろうとする意欲の表れです。それは単に、配合剤の蘊蓄を増やすためではなく、生活習慣の見直しや食後の口腔清掃法など、オーラルケア全体への意識と関連しているはずです。その意味で、自分が使用する歯磨剤について知ることは、有用であるといえます。

　歯磨剤は、むし歯や歯周病を「治療」しませんが、自分の健康増進にとって、微力ながら手助けをしてくれる小道具です。氾濫する情報に流されず、さりとて知識不足を放置せず、「たかが歯磨剤、されど歯磨剤」の心意気で、適切に使いこなしたいものです。

▶ 歯磨剤応用のヴァリエーション

　本書は、一般に健常な方を対象に書かれています。年齢別、むし歯のなりやすさ、歯周病の程度などによって、もう少し歯磨剤の選び方のヴァリエーションをきめ細かく提示できれば、とも考えました。しかし、あまり細かい使用法の提示は、繁雑すぎて実際には参考にしづらく、筆者の自己満足に終わる危険があります。

　配合された薬剤に劇的な効果など、過度の期待を抱けない状況であれば、むしろひとつの歯磨剤をじっくり試すか、同種の効能を謳う数種類の歯磨剤を、使用感などを比較しながら使う、という方法もあります。

　本書を執筆中に、知人の男性が転倒して下顎を骨折しました。総合病院の整形外科で、上下の歯にワイヤーを掛けて縛り、顎の骨を固定する「歯牙連続結紮法」という処置を受けました。上下の歯の咬み合わせを、最大限狂わないようにする治療法です。骨折が治るまでの6週間、ワイヤーはそのままで、口を開けることはできません。食事は流動食が中心で、口の中は多数のワイヤーなどがあって、食後の清掃はかなり難しくなります。

　このとき、オーラルケアをどう考えるか。まずは食後、食べカスをきちんと洗い流さなければなりません。そのためには、通常の歯ブラシではなく、ウォーターピック(⇒ p.13参照)のような水流の出る清掃用具が最適です。十分汚れを洗い流した後で、「予防」のために何を使うか。いずれにしても、リンスタイプが主体で、ゆすぐだけのものが望ましいでしょう。

　まず、細かい部分に残っている可能性がある歯垢に対して、これを分解するデキストラナーゼ配合の洗口剤、さらに歯質強化剤としてフッ化物を含んでいるものがよいでしょう。

　つぎに、むし歯と歯周病の対策として、殺菌剤の配合されている洗口液がよいでしょう。この場合、アルコール配合のものは、口の中に傷があればしみるかもしれませんし、そうでなくても粘膜が敏感な人には刺激が強いこともあります。そうなると、ノンアルコールタイプのものがよいかもしれません。殺菌剤は、バイオフィルム浸透性の有無、持続効果時間の違いなどありますが、極端な差はないと思われます。

　この骨折した方は、このようにリンスを使い分け、ワイヤーが外れるまでは、口腔内の現状維持に励まなければなりません。骨折に限らず、寝たきりや認知症をはじめ、病状の程度、歯や義歯の有無など、さまざまな状況に応じて、適切な歯磨剤(リンスやジェルを含めて)を活用できればよいでしょう。これらについては、また機会を改めて本書に追記していければ、と考えています。

　歯磨剤は、歯ブラシなどによる機械的清掃の「代用」にはなりません。しかし、その特徴をよく理解したうえで活用するならば、オーラルケアの向上に役立つ心強い味方になってくれることでしょう。

メーカー問合せ先一覧（五十音順）

ウエルテック株式会社	0120 - 17 - 8049
エスエス製薬株式会社	0120 - 028 - 193
花王株式会社	0120 - 165 - 696
グラクソ・スミスクライン・コンシューマー・ヘルスケア・ジャパン株式会社	0120 - 461 - 851
小林製薬株式会社	0120 - 5884 - 05
佐藤製薬株式会社	03 - 5412 - 7393
株式会社サンギ	0120 - 82 - 4101
サンスター株式会社	0120 - 008241
株式会社ジーシー	0120 - 416480
株式会社松風	075 - 561 - 1112
ジョンソン・エンド・ジョンソン株式会社	0120 - 101110
第一三共ヘルスケア株式会社	0120 - 337 - 336
ライオン株式会社	0120 - 556 - 913
ライオン歯科材株式会社	03 - 3621 - 6183

参考文献

1. 長谷川正康. 歯科おもしろ読本. 東京：クインテッセンス出版, 1993.

2. 大野粛英, 羽坂勇司. 目で見る日本と西洋の歯に関する歴史. 東京：わかば出版, 2009.

3. 竹中彰治, 小島千奈美. 特集 セルフケアに効果的な洗口液の選び方. DHstyle 2007；11.

4. 荒川浩久, 戸田真司, 宋 文群, 川村和章, 荒川勇喜. Tailor-made なう蝕予防とフッ化物洗口剤. Dental magazine No.135.

5. アンドリュー・シェヴァリエ(原著). 難波恒雄(監訳). 世界薬用植物百科事典. 東京：誠文堂新光社, 2000.

6. 難波恒雄. 和漢薬百科図鑑［II］. 吹田：保育社, 2006.

7. 喜久田利弘, 楠川仁悟(編). よくわかる歯科医学・口腔ケア. 東京：医学情報社, 2011.

8. 久光 久(監修), 東光照夫, 古川匡恵. ホワイトニングに強くなる本. 東京：クインテッセンス出版, 2011.

9. 鴨井久一, 外崎美香. 洗口剤等に配合されている殺菌消毒薬に関する考察. 歯界展望 2009；113(3).

10. 小森康雄, 伊能智明, 中島仁一, 千葉博茂. HIV 感染患者口腔病変に対するバイオティーン® マウスウォッシュ, オーラルバランスの効果―唾液中 TNF-α と口腔病変との関係も含めて―. デンタルダイヤモンド 2005；30(9).

11. 福田一朗. 噛むことで口腔内環境を改善 ラクトフェリン, デキストラナーゼの有用性評価. Dental magazine No.131.

12. 葛西一貴, 林 亮助. 咀嚼トレーニングガムの有効活用「叢生予防は可能か」. Dental magazine No.131.

13. フッ化物洗口 ABC ブック. 東京：ライオン.

14. 荒川浩久. フッ化物配合歯磨剤の現状と臨床応用. 日歯会誌 2007；60(3).

15. 市村 光. 歯科用美白歯磨剤「Brilliant more」の臨床的ステイン除去効果. Dental magazine No.128.

16. 諸星裕夫. セルフケア用フッ化物配合ジェル剤 Check-Up gel. Dental magazine No.111.

17. 山岸 敦, 加藤一夫, 中垣晴男. 950ppmF フッ化ナトリウムおよびモノフルオロリン酸ナトリウムのエナメル質耐酸性に及ぼす影響. 口衛誌 2007；57(1).

18. 山岸 敦. フッ化物が含まれた製品(製剤)にはさまざまなものがありますが, どう使い分けたらよいのですか？ デンタルハイジーン 2009；29(7).

19. 杉山精一, 高澤みどり, 荒川浩久, 田村 恵. 特別座談会「フッ化物入りの歯磨剤を使ってください」とだけ説明していませんか？ 小児向けフッ化物配合歯磨剤の指導を見直そう. 歯科衛生士 2009；33(10).

20. 奥田克爾. デンタルバイオフィルム 恐怖のキラー軍団とのバトル. 東京：医歯薬出版, 2010.

21. 荒川勇喜. 低濃度フッ化物溶液による歯磨きに関する基礎的研究. 神奈川歯学 2009；44(2).

22. 郡司明彦, 田村幸彦, 平尾功治, 町田 光, 秋田季子, 小林奈緒美, 藤井 彰. う蝕予防のためのフッ化物応用に関する最近の知見―フッ化物洗口を中心に―. 歯薬療法 2010；29(1).

23. 奥田克爾. バイオフィルムと全身疾患―薬剤耐性口腔内バイオフィルム感染症への対応―. 日口外誌 2010；56(4).

24. 荒川浩久. 歯みがき剤ってなにでできてる？ nico 2009；10.

25. 加藤正治. IPMP 配合「システマ薬用"デンタルリンス"＆"歯間ジェル"」の有効活用―細菌を指標にした経過観察―. Dental magazine No.126.

26. 飯塚喜一, 丹羽源男, 日本歯磨工業会(編). 歯磨剤を科学する―保健剤としての機能と効果―. 東京：学建書院, 1994.

27. 吉田和市(編). 徹底ガイド 口腔ケア Q＆A ―すべての医療従事者・介護者のために―. 東京：総合医学社, 2009.

28. ライオン歯科用カタログ2014. ライオン歯科材.

29. サンスターカタログ2014. サンスター.

索引

〔監修者略歴〕

伊藤春生（Haruo Ito）

1928年　徳島に生まれる

1956年　慶応義塾大学医学部卒業　同医学部助手（薬理学）

1963年　米国ペンシルバニア大学薬理学リサーチアソシエート

1967年　神奈川歯科大学教授（薬理学）

1971年　ペンシルバニア大学薬理学招待教授

1972年　韓国中央大学校医科大学臨床薬理招待教授

1992年　中国医科大学客座教授

1993年　全国歯科大学教授要項改訂委員　などを務める

1996年　神奈川歯科大学名誉教授

＜主な著書＞

歯科臨床医のためのイザ！という時、この処方（クインテッセンス出版）

セルフケアのための歯磨剤ガイド 第2版
どの成分が 何に効くの？

2011年9月10日　第1版第1刷発行
2016年2月10日　第2版第1刷発行

監　　修　伊藤　春生
　　　　　いとう　はるお

編　　者　歯磨剤研究会
　　　　　しまざいけんきゅうかい

発 行 人　北峯　康充

発 行 所　クインテッセンス出版株式会社
　　　　　東京都文京区本郷3丁目2番6号　〒113-0033
　　　　　クイントハウスビル　電話 (03)5842-2270（代表）
　　　　　　　　　　　　　　　　　　(03)5842-2272（営業部）
　　　　　web page address　http://www.quint-j.co.jp/

印刷・製本　サン美術印刷株式会社